SOCIÉTÉ MÉDICALE D'AMIENS.

TOPOGRAPHIE MÉDICALE

DU

DÉPARTEMENT DE LA SOMME.

ABBEVILLE, GAMACHES, MONTDIDIER.

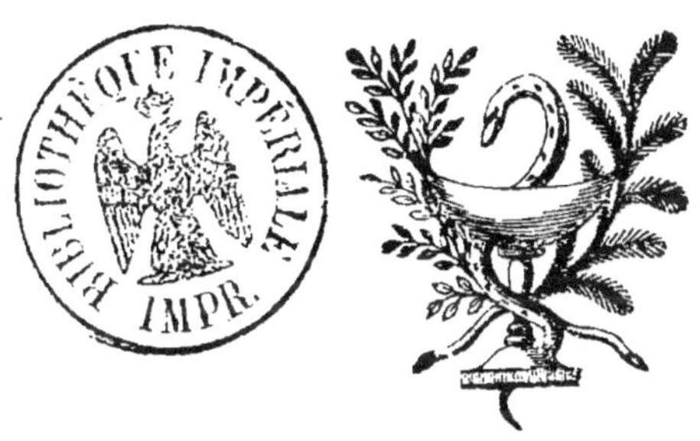

AMIENS,

IMPRIMERIE DE LENOEL-HEROUART,

RUE DES RABUISSONS, 10.

1857.

Membres de la Société médicinale d'Amiens.

MEMBRES RÉSIDANTS.

MM. Le Préfet de la Somme, *Président-né.*
Thuillier (D. C. P.) *Président.*
Lenoel (D. M. P.) *Secrétaire.*
Dupont, ancien pharmacien, *Trésorier.*
Alexandre (D. M. P.)
Andrieu (D. M. P.)
Bor, pharmacien.
Brandicourt (D. M. P.)
Courtillier (D. M. P.)
Douchet (D. M. P.)
Dubois-Quillet (D. C. P.)
Dufourmentel, pharmacien.
Fauvel (D. M. P.)
Févez (D. M. P.)
Follet (D. M. P.)
Herbet (D. M. P.)
James (D. M. P.)
Josse (D. M. P.)
Padieu (D. M. P.)
Riquier (D. M. P.)
Tavernier (D. M. P.)
Terral (D. M. P.)
Aug. Thuillier (D. M. P.)

MM. Michéa, médecin à Paris.
Moussette, médecin à Noyon.
Petit, médecin à Abbeville.
Robières, médecin.
Surmay, médecin à Ham.
Vauquelin, médecin à Paris
Vésignez, médecin à Abbeville.
Vion, médecin à Abbeville.

SOCIÉTÉ MÉDICALE D'AMIENS.

Séance publique de 1857.

La Société médicale d'Amiens, formant le Comité central de Vaccine du département de la Somme, s'est réunie le 20 septembre 1857, à deux heures de l'après-midi, en séance publique et solennelle, dans la grande salle de l'Hôtel-de-Ville d'Amiens.

En l'absence de M. le Préfet, empêché, le fauteuil de la présidence était occupé par M. FERRAND, secrétaire-général du département, ayant à sa droite M. Thuillier, président, et à sa gauche M. Denonvilliers, professeur de la Faculté de médecine de Paris, et M. Lenoël, secrétaire de la Société.

Assistaient à cette séance les membres de la Société centrale de Vaccine, un grand nombre de personnes notables, de membres du Conseil général et du Conseil municipal, de médecins et de pharmaciens de la ville et du département.

M. le Secrétaire-général, dans une allocution qui a été vivement applaudie, a fait ressortir l'importance des travaux de la Société médicale.

M. Lenoël, dans un rapport, a fait l'historique de la vaccine et de la petite vérole dans le département de la Somme, pendant l'année 1857, et des primes ont été distribuées solennellement aux vaccinateurs qui s'étaient le plus distingués.

M. Andrieu a rendu compte des mémoires présentés à la Société pour le prix de topographie médicale, et la séance s'est terminée par la proclamation du nom des lauréats.

A la suite de cette séance, l'association de prévoyance et de secours des médecins et des pharmaciens de la Somme s'est réunie en assemblée générale.

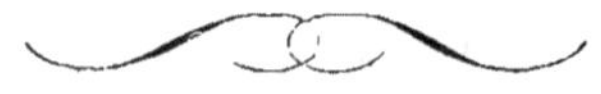

RAPPORT

SUR LES MÉMOIRES PRÉSENTÉS

POUR LE

PRIX DE TOPOGRAPHIE MÉDICALE,

Par M. le Docteur ANDRIEU.

Par M. le Docteur ANDRIEU.

MESSIEURS,

Il est pour les sociétés comme pour les individus des périodes d'activité et de progrès. La paix en est le premier élément, le travail les développe et les féconde, la morale est appelée à les sanctionner ; alors l'humanité a fait un pas de plus dans la voie de la véritable civilisation.

Après s'être, pendant tout un demi-siècle, occupée sans relâche d'assurer le règne de la vaccine, la Société médicale d'Amiens, loin de se reposer pour jouir de son triomphe, vient d'ouvrir, sous la bannière de la science, et au nom de l'humanité, une carrière nouvelle. Médecins et pharmaciens, physiciens et chimistes ou autres savants, sont invités à concourir.

Il s'agit de dresser la topographie médicale du département de la Somme, travail important autant que nouveau, espèce de cadastre, monument d'utilité publique, s'il en fut jamais. Une médaille d'or, le titre de membre correspondant, sont offerts à l'auteur du travail qui aura été reconnu le meilleur.

Quatre mémoires ont été envoyés au concours ; ils donnent, le premier, la topographie d'Abbeville ; le deuxième, celle d'Amiens ; le troisième, celle de Gamaches, et le quatrième, celle de Montdidier.

Quatre mémoires, Messieurs ! Combien d'Académies envieraient une telle moisson ! La Société médicale est assurément heureuse du nombre, mais la qualité l'intéresse bien plus ; disons qu'elle a le droit d'en être fière, si l'on veut bien remarquer que les concurrents n'ont eu que deux mois et demi pour y travailler, que trois d'entre eux doivent avoir une clientèle qui leur prend un certain temps ; on verra quelle variété d'instruction, quel dévoûment à la science, quelle solidité dans les vues se trouvent chez nos confrères du département.

La topographie d'Amiens semble n'être pas écrite par un adepte d'Hippocrate (peu nous importe d'où nous vient la lumière, de Rome ou de Genève). Les documents y sont nombreux, variés, importants; les déductions parfois curieuses. Malheureusement le travail est incomplet et ne peut être l'objet d'aucune distinction.

Gamaches a été traité avec beaucoup de soins. Bâti sur la rivière de Bresle, sa proximité du pays normand, la prairie qui le longe, la protection dont l'entourent ses côteaux boisés, son voisinage de la mer, un sol bien cultivé, en font une localité très-salubre. Sa topographie est dessinée avec un certain talent d'exposition, et si l'on suit l'auteur à travers les rues ou dans les maisons, dans les fabriques comme dans l'ouvroir, toujours il intéresse : ses observations sont justes et ses réflexions ont un cachet d'utilité. Un chapitre consacré à l'éthnologie n'est pas le moins curieux à étudier.

Composé, on pourrait le croire, d'un seul jet, la topographie de Montdidier est écrite avec une vigueur qui plaît et n'est pas sans mérite. L'auteur a beaucoup scruté, beaucoup vu : tout ce qui est mauvais, habitations, rues, puits, cours d'eau, il le signale ; également énergique pour stigmatiser la corruption des mœurs et pour proposer le remède. La ville, assise en amphithéâtre, au bord d'une plaine fertile, joint à la beauté du site les avantages d'un air pur et vif. Ses pieds plongent dans la vallée. Là, le long d'un ruissseau fangeux, sont des faubourgs aux habitations malsaines, aux mœurs dépravées :

Desinit in piscem mulier formosa superne.

Plus méthodique, plus abondante en faits et en documents, est la topographie d'Abbeville. On dirait d'un travail préparé de longue main, mûri par le temps et l'observation. La météorologie, le mouvement de la population pendant 20 ans, les causes d'émigration et d'immigration, un tableau du salaire journalier pour chaque corps d'état, en regard la dépense nécessaire d'un ménage d'ouvrier, sont du plus vif intérêt et commandent une sérieuse attention.

L'étiologie des maladies est largement traitée, et des tables nombreuses de mortalité classent les décès par âge, sexe, saisons, mois, genre de maladies, etc. ; partout les faits ont leur logique et appellent la déduction pratique. Les faubourgs d'Abbeville sont larges, longs, populeux : les constructions y sont généralement bonnes, mais l'espace y manque, l'air y est insuffisant, le sol humide, la nourriture trop végétale.

Si l'on consulte les procès-verbaux du jury de révision, ils ne disent que trop combien d'influences fâcheuses ont pesé sur l'enfance et sur la jeunesse.

A côté de ces tristes tableaux, il en est d'autres qui viennent soulager le cœur et reposer l'esprit. En effet, les mémoires qui

vous ont été envoyés rendent compte, chacun pour leur localité, d'améliorations nombreuses introduites dans l'hygiène
publique ; ils témoignent hautement d'une sollicitude incessante des administrations et du pouvoir suprême pour le bien-
être général. Non moins nombreuses et tout aussi importantes
sont les améliorations réclamées. Félicitons nos auteurs de
les avoir consciencieusement indiquées : elles portent principalement sur l'assainissement des eaux, la création obligée
de lieux d'aisances pour chaque maison, l'établissement de
fosses mobiles, d'urinoirs publics et la construction des habitations dans des conditions de salubrité convenables.

Voilà donc l'hygiène publique en progrès : que n'en est-il
de même pour l'hygiène privée ! Mais celle-ci, à peine connue
des classes aisées, n'existe même pas pour l'ouvrier. Dites-lui
que l'air est la première nourriture du corps, que la respiration le corrompt ; que le voisinage d'eaux sales, croupissantes
est un danger permanent, que les excès détruisent la santé,
et vous le trouverez incrédule. Son habitation est malsaine ?
il vous répondra comme le meunier Sans-Souci :

> Mon vieux père y mourut, mon fils y vient de naître !

Cependant on multiplie pour l'ouvrier les moyens d'instruction ; son éducation est l'objet d'une constante sollicitude,
et quel sujet, je vous le demande, peut parler un langage plus
clair à son intelligence, l'initier plus sûrement à la morale,
et mérite davantage d'être enseigné dans les écoles que l'hygiène !

Chacun des mémoires signale une misère profonde. Quelles
en sont les principales causes ? L'insuffisance des salaires,
l'inconduite, l'abus de l'eau-de-vie surtout. En vain la bienfaisance et la charité multiplient leurs moyens et leurs
œuvres ; habiles à réparer l'insuffisance des salaires, elles
sont impuissantes à faire naître l'aisance quand le désordre
creuse incessamment l'ornière du déficit.

Voulez-vous savoir combien il se consomme d'eau-de-vie,

en petits verres, à Amiens, dans un jonr ? 80,000 : au bas
mots pour 4,000 francs. Valeur qui représente :

en viande . ｀ . . . . . . 3,500 kilog.
en pain. . . . . 12,121 kilog.

somme de 4,000 francs qui suffirait à fournir de pain, pendant
un an, au quart de la population, et la population entière
pendant plus de trois mois, à raison d'un kil. par habitant et
par jour ; convertie en viande et à raison d'un kil. par ménage,
elle alimenterait 3,500 ménages, c'est-à-dire qu'elle suffirait
à sustenter de pain et de viande tout ce qui est inscrit aux
registres du bureau de bienfaisance.

La dépense en tabac est également excessive ; car, en sup-
posant que la contrebande en fournisse un dixième, elle ne
serait pas moins de 360 kilog. par jour : impôt inutile, inexo-
rable pour ceux qui s'y sont soumis; il faut s'en méfier à
d'autres titres. L'eau-de-vie s'attaque au moral, le tabac à
l'intelligence. Son poison va droit au cerveau, l'engourdit,
l'hébète, et l'habitude, qui émousse la sensation, n'en détruit
pas l'effet. Ce poison, quand il est pur, s'appelle nicotine : il
a fait son entrée dans le monde par un meurtre ; un atome de
nicotine suffit pour donner la mort ; la foudre n'est pas plus
prompte : vous trouverez alors le tissu du cerveau détruit,
ses éléments déchirés et raccornis. Fille de l'enfer, puisse-tu
rester à jamais stérile !

Un homme d'Etat, orateur célèbre, signalait dernièrement
l'*engourdissement moral et intellectuel des générations nouvelles*.
Nous avons bien peur que l'herbe fétide n'y soit pour quelque
chose, et la tabacomanie du jour nous rassure peu pour
l'avenir. Espérons que la loi, qui si sagement a interdit aux
enfants le cabaret, viendra réglementer aussi pour eux la pipe
et le cigare.

Oserai-je vous parler d'une autre peste, maladie contagieuse,
qui imprègne l'économie d'un venin trop souvent indestruc-
tible, et n'épargne aucun âge. Le médecin la rencontre
partout, il est effrayé de ses progrès plus encore que de ses

ravages ; et cependant, qui le croirait, en France, en plein
xixe siècle, pour cette peste il n'y a pas de lazaret ! Coupables
et victimes sont également repoussés par la charité hospitalière. Le Seigneur n'eût point détruit, par le feu du ciel, les
villes de la Pentapole, s'il s'y fût trouvé seulement un juste ;
et nous fermons au malheur les portes de nos asiles. Enten-
dons la voix du prophète, n'est-ce pas à nous que s'adressent
ces paroles : « Ce peuple m'honorent du bout des lèvres ; mais
son cœur est loin de moi ; et c'est en vain qu'ils m'honorent,
enseignant des maximes et des ordonnances humaines. »

Permettez-nous, Messieurs, de ne pas poursuivre davantage
un exposé qui nous mènerait loin et risquerait d'être incomplet, tant les auteurs, qui seront lus, du reste, ont bien compris l'importance du sujet ; car la topographie médicale a le
privilége de toucher aux intérêts moraux et matériels de la
population, d'en exposer et l'état et les besoins : s'élevant
même jusques aux questions les plus hautes d'économie
sociale, seule elle a le privilége de pouvoir les éclairer de ses
lumières et de les résoudre : ce privilége, elle le doit à la
médecine ; un sujet de concours ne pouvait être plus heureusement choisi. C'est une mine féconde autant qu'utile, et la
Société médicale est heureuse de l'inaugurer sous la présidence de l'autorité supérieure du département et sous les aus-
pices de l'un des princes de la science, d'un membre aimé de
la famille médicale.

La même question va être remise au concours : que les praticiens, nos confrères, plus habitués à manier la lancette que
la plume, ne s'effraient pas de l'idée d'un travail à composer
et à écrire.

Assez ami de l'humanité pour avoir le droit de dire la
vérité, le médecin n'a point, dans sa dignité, à se préoccuper
des artifices du langage. Faire le bien, telle est l'idée qui doit
dominer le travail : telle est aussi la devise des concurrents,
nos confrères.

Il nous tarde de proclamer leur nom.

Médaille d'or.

M. le docteur Hecquet, auteur de la Topographie médicale d'Abbeville.

Mention honorable.

ex æquo
M. le docteur Malapert, auteur de la Topographie médicale de Gamaches.
M. le docteur Mangot fils, auteur de la Topographie médicale de Montdidier.

La Société médicale d'Amiens, dans sa séance du 15 septembre 1857, a nommé ces trois médecins membres correspondants et voté l'impression des trois Topographies.

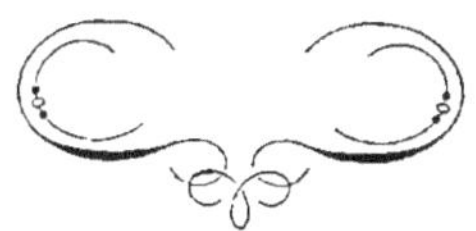

TOPOGRAPHIE
PHYSIQUE ET MÉDICALE

DE LA

VILLE D'ABBEVILLE,

COMPRENANT

L'EXPOSÉ DES INFLUENCES QUI RÉAGISSENT SUR LA SANTÉ DES
HABITANTS, LA STATISTIQUE DE LA POPULATION ET DE LA
MORTALITÉ, PLUSIEURS PROPOSITIONS D'HYGIÈNE ET
QUELQUES NOTES SUR L'HISTOIRE NATURELLE
DE L'ARRONDISSEMENT D'ABBEVILLE,

PAR

M. le Docteur A. HECQUET,

Ex-Professeur particulier de Toxicologie et de matière médicale, Médecin
des Enfants trouvés ; Médecin du Bureau de Bienfaisance et de la Société
de Secours mutuels, Lauréat de l'Académie Impériale de Médecine de Paris,
Lauréat de la Société médicale d'Amiens, Membre
de plusieurs Sociétés savantes, etc.

Ouvrage honoré d'une médaille d'or par la Société médicale d'Amiens,
dans sa séance du 20 septembre 1857.

2

INTRODUCTION.

————

« L'homme, dit M. Boudin (1), ne naît, ne vit, ne souffre, ne
meurt pas d'une manière identique sur tous les points de la
terre. » Naissance, vie, maladie et mort, tout change avec le
climat et avec le sol. Si donc l'on veut se livrer avec fruit
à l'étude et au traitement des maladies qui règnent dans un
pays, il faut avant tout s'attacher à découvrir les causes locales
qui les déterminent et les modifient ; la clinique ne peut
rester étrangère à ce genre d'appréciation. Le maître à tous
a fait un traité sur l'air, les eaux et les lieux pour nous en
donner l'exemple ; voici au reste comment il s'exprime sur ce
sujet (2) : « Qui artem medicam recta investigatione conse-
« qui vólet, is primum quidem anni tempora in considera-
« tionem adhibere debet.... Quare si quis ad urbem sibi
« ignotam pervenerit, is ejus situs curam habere debet, ut
« cognoscat, quomodo ad ventos, aut solis exortum sit expo-
« sita.... Et hæc quidem optimè animo concipienda sunt, et
« quomodo ad aquas habeant.... Terra etiam ipsa inspicienda,
« nudano sit, et aquis careat, an densa et irrigua, et an cavo
« loco sita sit et æstuoso, an vero sublimi et frigido..... Homi-
« num quoque victus ratio, quanam maxime delectentur,
« inspicienda, an potui et cibis, et otio dediti, an exercita-

————

(1) Boudin, *Traité de Géographie et de Statistique médicale*. Paris,
1857, page xxxv.
(2) Hippocrate, *De aere locis et aquis*, caput 1.

« tionibus et laboribus gaudeant, et an edaces sint , et a potu
« sibi temperent. Et ex his singula reputare oportet.... Hæc
« enim præcipue quidem omnia, aut certe plurima probe qui
« agnoverit, cum ad urbem sibi ignotam pervenerit, eum
« neque morbi regioni familiares neque communiun quæ sit
« natura latere poterit ut neque in eorum curatione hæsitare,
« aut aberrare possit. Quæ certe contingere solent, si quis
« istorum cognitionem non ante animo perceptam habuerit...»

« Celui qui se propose de faire des recherches exactes en
médecine doit premièrement considérer les effets que chaque
saison de l'année peut produire..... Ainsi, la première chose
que doit faire un médecin en arrivant dans une ville qu'il ne
connaît point, c'est d'examiner avec soin son exposition par
rapport aux vents et au différent lever ou coucher du soleil...
C'est avec la même attention qu'il doit examiner les eaux
dont les habitants font usage... Il doit de plus considérer si le
sol est nu et sec, ou couvert d'arbres et humide, s'il est
enfoncé ou brûlé par des chaleurs étouffantes, ou si c'est un
lieu élevé et froid.... Il doit enfin examiner le genre de vie et
le régime auquel les habitants se plaisent davantage. C'est de
semblables observations qu'il faut partir pour juger du reste...
Le médecin qui sera instruit de toutes ces circonstances, ou
du moins de la plupart d'elles, sera en état de bien connaître
la nature des maladies qui sont particulières à la ville où il
arrive pour la première fois ou que sont communes à tous les
pays; de manière qu'il ne sera ni embarrassé dans leur traitement, ni exposé aux erreurs que doivent naturellement
commettre ceux qui négligent ces connaissances prélimi-
naires. »

Pour nous conformer à ces sages préceptes et pour mettre
dans ce travail l'ordre et la clarté convenables, nous l'avons
divisé en quatre parties ; dans la première, nous avons décrit
la situation de la ville, la nature du sol et des eaux, le mode de
construction des maisons, la manière de vivre des habitants,
la constitution atmosphérique, comprenant l'état thermomé-

trique, barométrique, hygrométrique et anémométrique du climat, la succession des saisons et enfin les causes existantes d'insalubrité.

Dans la seconde partie, nous avons donné le mouvement de la population pendant une période de vingt années, de 1837 à 1856, avec indication des sexes, des naissances légitimes et illégitimes et des décès. Ces notions établies, nous avons étudié la mortalité dans ses rapports avec l'âge, le sexe et les naissances dans les différentes classes de la société. Après avoir signalé la prédominance à peu près constante des décès sur les naissances, nous en avons cherché la cause dans l'insuffisance des salaires et dans les mauvaises conditions hygiéniques au milieu desquelles la majeure partie de la classe ouvrière se trouve placée.

Dans la troisième partie de notre travail, nous avons suivi à travers une longue suite d'années les phases pathologiques de la population d'Abbeville, nous avons signalé les maladies les plus fréquentes et les plus graves, nous avons cherché à apprécier l'influence du climat, de l'âge, du sexe et des différentes saisons sur la fréquence et la gravité de ces maladies.

Nous avons terminé par quelques observations et propositions d'hygiène.

TOPOGRAPHIE

PHYSIQUE ET MÉDICALE

DE LA

VILLE D'ABBEVILLE.

PREMIÈRE PARTIE.

CHAPITRE Ier.

Situation de la ville. — Composition du sol. — Craie. — Corps
organisés fossiles de la craie. — Diluvium de Menchecourt. —
Mammifères et coquilles fossiles de ce terrain. — Tourbe. — Fossiles de la tourbe·

Abbeville, jadis capitale du comté de Ponthieu, en Picardie,
aujourd'hui chef-lieu d'arrondissement, est située à 50° 7' 5"
de latitude et à 0₀ 30' 18" de longitude occidentale, à 43 kilomètres N.-O. d'Amiens, à 158 kilom. de Paris, et à 20 kilom.
de la mer par Saint-Valery. Son étendue *intra-muros* est de
269 hectares 59 ares 55 centiares. Sa superficie s'élève, avec
les faubourgs, à 2,372 hectares 42 ares 67 centiares. Ce développement est dû à l'existence d'un grand nombre de jardins
et de terrains sur lesquels on ne trouve pas de constructions.

Les escarpements qui forment la vallée dans laquelle Abbeville est située sont des monticules peu considérables, comme
les monts de Caubert, dont le point culminant n'est qu'à
77 mètres au-dessus du niveau de la Somme. Cette partie, la
plus élevée et la plus proche de la ville, l'abrite un peu des

vents du sud et du sud-ouest. A l'ouest, la vallée est ouverte par la baie de Laviers, qui laisse une libre circulation aux vents de mer. Les vents d'est ont un facile accès par le rideau presque plat, très-étendu, qui est coupé par les petites rivières de Lheure et de Caux.

La ville est entourée de murs et de fossés, mais ni les uns ni les autres ne nuisent à sa salubrité. Son enceinte, plus que suffisante pour sa population, est coupée de rues assez larges où l'air et la lumière peuvent circuler librement. La Somme la traverse et coule du sud au nord-ouest, mais avant de pénétrer dans l'intérieur de la ville, cette rivière se divise en deux bras qui, après un trajet de deux kilomètres environ, se réunissent pour former un port destiné à recevoir des navires de 100 à 150 tonneaux. Ces bâtiments arrivent par St-Valery, remontent le canal et nous apportent les produits exotiques et indigènes destinés à alimenter nos fabriques et nos magasins. L'augmentation considérable des produits de douanes depuis plusieurs années est une preuve de l'activité de notre port ; ces produits proviennent en grande partie des sels dont le commerce a acquis un grand développement. Les denrées coloniales, les bois du Nord, les fers, les liquides, les lins étrangers, etc., ont été, pendant ces dernières années, l'objet de transactions commerciales importantes.

« On ne saurait douter, dit M. Louandre (1), que le lieu qu'occupe Abbeville n'ait fait autrefois partie d'un golfe immense ; l'étude des couches successives du sol prouve avec la dernière évidence que la mer y a séjourné à une époque de beaucoup antérieure aux temps historiques les plus reculés . . . . Au centre de la ville, dans la grande rue de la Pointe, sur le bord de la Somme, on a découvert, à sept ou huit pieds environ au-dessous du sol, un banc de coquilles brisées, de bucarde sourdon, de trois à quatre pieds d'épaisseur,

____

(1) *Histoire d'Abbeville et de son arrondissement*, par F. C. Louandre, page 3 (1re édition).

et semblable à celui qui existe aujourd'hui au Cap-Hornu, près Saint-Valery. Immédiatement au-dessous, il existe encore un banc de ce même *cardium ;* mais là, les coquilles sont entières et les deux valves encore adhérentes, le ligament n'ayant pas été détruit. Il est évident que c'est là que ces mollusques ont vécu, que c'est là qu'ils sont morts, et comme ils ne peuvent exister que dans l'eau salée, cette circonstance prouve que les eaux de la mer couvraient chaque jour cette place comme elles couvrent aujourd'hui les bancs de sable qui existent entre Saint-Valery et le Crotoy. »

Le sol, pauvre en minéraux, est formé de terre végétale, de tourbe, d'argile, de sable, d'oxide de fer et de carbonate calcaire. Les terrains qui le constituent peuvent se rapporter aux quatre séries suivantes, savoir : les terrains secondaires ou crétacés ; les terrains tertiaires ; les terrains d'alluvions anciennes ou diluviens ; les terrains d'alluvions modernes.

La craie, formation du terrain secondaire, disposée par strates horizontales, renferme dans son intérieur des bandes de silex et quelques fossiles.

Fossiles de la Craie.

Diodon. . . . . . . (palais de).
Squalus . . . . . . (dents de).
Trochus rhodani (moule intérieur de). Brong.
Pholadomia. . . . . . .
Cardium. . . . . (empreintes de).
Inoceramus cuvieri, d'Orb. — Catillus cuvieri. Brong.
Inoceramus lamarchii, d'Orb.
Pachytos spinosus. Defr. — Plagiostoma spinosa. Brong.
Pachitos spinosus dans un silex.
Pecten quinquecostatus. Lam.
Pecten cretosus (empreintes de).
Dianchora striata. Sow.
Ostrea vesicularis dans un silex pyromaque (rare ici).

Ostrea. . . . . espèce nouvelle, voisine de l'Ost. cornuco-
 pia. Lam.
Terebratula carnea. Sow.
Terebratula ovata. Vils.
Terebratula subglobosa. Sow.
Ananchites carinata. Lam.
Ananchites gibba. Lam.
Ananchites hemispherica. Brong.
Ananchites ovata en silex, et dont le test est rempli de craie.
Variété approchant de l'hemispherica.
Spatangus compressus. Lam.
Galerites pyramidalis. Brong.
Galerites albogalerus. Lam.
Cidaris pseudo diadema. Lam.
Cidaris saxatilis. Lam.
Cidaris variolaris. Brong.
Cidaris regalis. Gold.
Pointes de cidaris ou d'échinus.
Fragments de craie avec écailles de poissons indéterminables.
Fragments de craie avec empreintes de queues de poissons,
 aussi indéterminables.
Oreaster boysii. Dixon. (Rare en France).
Goniaster Smithii. Dixon. (Rare en France).
Apiocrinites. . . . . paraissant spathifié, sortant d'un silex.
Fragments de craie avec valves de jeunes ostrea.
Rameaux de polypiers non silifiés.
Polypiers réduits en matière crétacée pulvérulente, extraits
 de silex pyromaques.
Nombreux polypiers au centre de silex pyromaques.

La craie, ordinairement tendre dans ses couches super-
ficielles, devient compacte et jaunit dans ses couches profondes. Sur la pente de notre vallée, aux monts Caubert, la
craie se présente sous l'aspect de fragments grisâtres, com-
pacts, à l'état subcristallin comme marmorescent ou spathique.
Cette disposition de la craie se rencontre encore au-dessus de

Mautort, au bas de la colline de Gouy, et dans un mamelon assez considérable qui existe au nord-ouest de Neuilly-l'Hôpital, non loin de la route d'Abbeville à Hesdin (RAVIN, page 176, *Mémoire géologique sur le bassin d'Amiens et en particulier sur les cantons littoraux de la Somme*). Cette variété de la craie blanche se trouve seulement , sauf cependant à Neuilly-l'Hôpital, sur le haut ou sur le penchant des côteaux. On l'avait regardée comme argileuse, d'après une analyse faite il y a près de cinquante ans, par MM. Denoyelle, Boulon, Traullé et Goret, qui ont sans doute laissé à la pierre le ciment dont ils parlent et qui en réunit les fragments. Leurs résultats donnent 4 p. 100 de silice, 6 d'alumine et 2 de fer, mais une analyse plus récente, par M. Brunet, pharmacien à Abbeville, a fait connaître qu'elle est presque pure et ne contient pas de silice. (BUTEUX, *Esquisse géolog. du département de la Somme*, page 25).

D'après les analyses qui ont été faites en 1829 par M. Reynard (1), chimiste d'Amiens, la craie grise sous Amiens contient en général de 93 à 95 parties de carbonate de chaux, 3 à 5 parties de silice et d'alumine, et une à deux parties de fer. M. Reynard a vainement cherché des traces de magnésie, il n'en a pas trouvé non plus dans la craie de Doullens, mais il est probable qu'il en existe dans la craie de nos environs, car les eaux qui circulent dans la craie du Ponthieu en contiennent.

La craie renferme encore du fer à l'état d'oxide et à l'état de sulfure. C'est en s'abaissant dans les couches profondes qu'on le rencontre progressivement et en plus grande quantité. Il affecte une position tout-à-fait différente des silex dont la quantité diminue dans les étages inférieurs.

L'argile se trouve ici mélangée de silice, de fer et de craie. Quand cette terre s'y trouve en grande proportion, elle constitue les marnes. C'est à la présence du fer que nos argiles

---

(1) *Histoire de la ville d'Amiens*, par Henri Dusevel, 1832.

doivent leur couleur jaune rougeâtre. Les bancs d'argile de nos faubourgs et de nos environs sont employés à la fabrication des briques et des pannes. La véritable argile plastique ne se rencontre point sur notre sol.

Le diluvium, terrain de transport ancien, composé des débris de la craie et de ceux des terrains tertiaires combinés dans des proportions variées, renferme des restes enfouis, des mammifères antédiluviens.

A Menchecourt-lès-Abbeville, les couches de diluvium présentent les dispositions suivantes :

1° Terre argileuse, brune, au bas de laquelle est de la craie fragmentée ;

2° Bancs de cailloux roulés et brisés ;

3° Couche de bief peu épaisse ;

4° Couche de marne calcaire contenant beaucoup de cailloux brisés ;

5° Sables marneux, traversés à diverses hauteurs par des lits obliques de sable blanc de rivage et par des veines argileuses ;

6° Une couche de sable blanc de rivage reposant sur un lit de silex roulé.

Nous empruntons au remarquable travail de M. Boucher de Perthes sur les antiquités celtiques et antédiluviennes (1), les détails suivants sur la coupe du même terrain, faite par M. Ravin, à la fin de l'année 1844.

---

(1) Dans le diluvium des environs d'Abbeville, et notamment dans le diluvium situé derrière l'Hôpital, près du moulin Quignon, de Menchecourt, M. Boucher de Perthes a trouvé de nombreux silex ouvrés qu'il regarde comme représentant des armes, des ustensiles, des figures, des signes, des symboles, en un mot, des ébauches de l'industrie humaine. L'opinion de ce savant archéologue, longuement exposée dans son ouvrage (*Antiquités celtiques et antédiluviennes*), soulève une question capitale, et appelle l'attention des hommes compétents sur la matière. Au reste, l'Institut a nommé une commission destinée à examiner cette importante question.

Coupe du terrain de Menchecourt-lès-Abbeville,

faite par M. RAVIN, *en* 1844.

TERRAINS modernes ou alluviens.

I. Terre végétale, superficielle, humus.

II. Terre végétale inférieure, argileuse (mélange d'humus et d'argile).

TERRAINS diluviens ou clysmiens (Al. Brong).

Terrain clysmien détritique.

III. Argile brune, biéfeuse inférieurement.

IV. Banc supérieur de silex roulés et brisés, contenant des paquets de marne blanche et de craie roulée en fragments amygdalins.

V. Glaise ferrugineuse brune, compacte (vulgairement bief).

Limono-détritique.

VI. Argile marneuse, piquée de silex brisés, à écorce blanche.

VII. Sable marneux (sable gras des ouvriers.)

Obs. La puissance de cette couche peut s'élever au-delà de 5 mètres ; elle contient des ossements de mammifères.

TERRAIN CLYSMIEN LIMONEUX. (Al. Brong.)

Argilo-sableux.

VIII. Lits de craie roulée réduite à de petits fragments pisiformes, mêlés de graviers siliceux ; ces lits traversent le banc de sable marneux (VII) à diverses hauteurs.

IX. Glaise blonde, mêlée de veine de sable silex.

X. Lit de sable blond (sable aigre-jaune des ouvriers), contenant de petits fragments de craie roulée et de coquillages brisés.

XI. Glaise grise sableuse.

XII. Glaise et sable ocreux, par veines.

XIII. Glaise pure, grise.

XIV. Veine ocreuse.

TERRAIN CLYSMIEN DÉTRITIQUE.

Sableux.

XV. Lits alternatifs, un peu obliques, de sable gris et de sable blanc, coquilliers (sable aigre-blanc des ouvriers.)

Obs. C'est au milieu de ce sable que l'on trouve principalement les coquilles et les ossements diluviens.

Caillouteux. XVI. Banc inférieur de silex roulés et brisés.

Les fossiles que ces terrains renferment sont jusqu'à présent les suivants :

Elephas primigenius. Cuv.

Rhinocéros trichorinus. Cuv.

Cervus giganteus. Cuv.

Cervus somonensis. Cuv.

Cervus tarandus priscus. Cuv.

Ursus spelæus. Blum.

Felis..... dent d'une espèce voisine du tigre royal. (Cuv. oss. foss. t. iv.)

Hyæna spelæa. Cuv.

Equus....... plus petit que l'espèce de nos jours.

Bos primigenius. Boj.

Bos. bombifrons. Harlan.

Bos urus.

Auroch, fossile. Cuv.

Canis spelæus. Goldf.

Ursus etruscus. Cuv.

Cervus guettardi. Desm.

Ecaille de la nuque d'un grand crocodile. B. de Perthes.

Gymnodonte.... (dents de).

Empreinte de poisson sur un silex.

Hamites rotondus, Sow. en silex.

Hamites..... en silex.

Coquilles.

Espèces marines.

Buccinun undatum. Lam.

Purpura lapillus. Lam.

Cardium edule. Lam.

Tellina solidula.

Espèces fluviatiles.

Valvata piscinalis. Lam.

Valvata planorbis. Drap.

Paludina impura. Lam.

Planorbis carinatus. Drap.

Planorbis marginatus. Drap.

Limnea auricularia. Mich.

Limnea ovata. Drap.

Limnea peregra. Mich.

Limnea stagnalis. Lam.

Limnea palustris. Drap.

Limnea minuta. Lam.

Cyclas palustris. Drap.

Espèces terrestres.

Helix rotundata. Drap.

Helix pulchella. Drap

Helix arbustorum. Drap.

Helix nemoralis. Drap.

Helix hispida. Drap.

Helix striata. Drap.

Helix carthusiana. Baillon.

Helix crystallina. Drap.

Pupa marginata. Drap. Succinea amphibia. Deux var.

Cyclostoma elegans. Drap.

Toutes ces coquilles sont des espèces qui se retrouvent encore vivantes aujourd'hui. La plus commune parmi les Helix est l'helix arbustorum, qui, sans être rare à présent, est une de celles qu'on rencontre le moins souvent. (Ravin, p. 201. loc. cit.)

Outre les fossiles ci-dessus, on trouve encore dans ces terrains des *terebratula*, des *ananchytes gibba* et *spatangus* (en silex), des *galerites vulgaris*, Lam. ; des *nucleolites* en silex, des *cidaris coronatus*, *elevatus* et *saxatilis*, Goldf., des *echinus*, des empreintes de pointes d'*echinus* et de *cidaris*, dans des silex, des *nummulites lœvigata*, Lam. et de nombreux polypiers silicifiés.

Tout le fond de notre vallée contient des terrains tourbeux; sur nos plages, les tourbes sont recouvertes par du sable d'alluvion ; dans nos marais, elles le sont par d'autres couches plus récentes avec lesquelles elles se confondent. Ces tourbes contiennent des feuilles, des branches, des écorces, des racines, des troncs d'arbres et d'arbrisseaux, mêlés à différentes sortes de plantes aquatiques. Parmi ces végétaux, le plus grand nombre appartient aux familles des bétulacées, des conifères et des cupulifères; ce sont des bouleaux, des ifs, des sapins et des coudriers. Il y a aussi des couches presque entièrement composées de mousse, dont l'espèce la plus commune est voisine de l'*hypnum fluitans*.

Les ossements de mammifères et d'oiseaux qui existent dans ces tourbières sont de ceux qui caractérisent les terrains diluviens. Ils appartiennent ordinairement aux espèces suivantes :

Cervus elaphus, Lin. Ossements et ramures annonçant une taille un peu plus grande que celle de l'espèce ordinaire.

Cervus capreolus, Lin.

Cervus dama, Lin.

Bos urus, Cuv. Bos priscus, Brong. Urus de Jules-César. L'auroch.

Canis vulpes, Lin.

Canis familiaris, Lin.

Canis lupus, Lin.

Castor fiber, Buff.

Ursus arctos, Lin.

Sus scrofa, Lin.

Equus caballus, Lin.
Grus (os de).
Ciconia...... (os de).

Ces notions géologiques intéressent non-seulement le naturaliste, mais encore le médecin, car parmi les circonstances qui peuvent déterminer la fréquence, la rareté ou l'absence de la manifestation de certaines maladies, on doit tenir compte de la nature du sol. Linnée attachait une importance spéciale à la constatation de la qualité du sol, et il a insisté le premier sur la coïncidence fréquente des endémies, de fièvres paludéennes avec l'argile (1). D'après Nauman, l'érysipèle se montrerait avec une fréquence particulière sur les terrains sablonneux et calcaires (2). Tout le monde sait également que le goître n'est nulle part plus fréquent que sur les terrains argileux et aux environs des dépôts de gypse. Dans ses apparitions successives en France, on a vu souvent le choléra affecter une préférence marquée pour les terrains tertiaires et d'alluvion, tandis qu'il a semblé fuir ou déserter rapidement les terrains anciens, les roches dures non absorbantes. Le département de la Somme, occupé par des terrains calcaires et alluviens, a été, à diverses époques, promptement et cruellement ravagé par le fléau. Je pourrais citer encore ici beaucoup d'autres exemples, mais ce que je viens de dire suffit, je pense, pour démontrer l'influence que la nature du sol peut exercer sur le développement de certaines maladies.

---

(1) Linnæi amœnitates academicæ. De febrium intermittentium causâ.

(2) Gasper. *Journal hebdomadaire*, 1842, page 389.

CHAPITRE II.

Culture de la vigne au XVe siècle. — Exposé des causes qui s'opposent
aujourd'hui à cette culture. — Catalogue des plantes qui croissent
spontanément dans l'arrondissement d'Abbeville et qui n'ont pas
été indiquées dans les autres parties du département de la Somme.

Les terres de nos environs sont de bonne qualité et d'un bon
rapport. Indépendamment des plantes potagères qui font la
richesse des maraîchers de nos faubourgs, on trouve encore
ici le chanvre et le lin et tous les végétaux qui sont cultivés
dans le département.

Les arbres fruitiers à pépins et à noyaux se plaisent assez
bien sur notre sol. Les jardiniers y cultivent avec intelligence
les pêchers et les abricotiers, mais les gelées tardives, très-
nuisibles à la floraison de ces arbres, nous privent souvent de
leurs fruits. La vigne nous fournit encore des raisins savou-
reux, quand toutefois les chaleurs de l'été sont fréquentes et
continues.

Vers le XVe siècle, le pays comptait au nombre de ses produc-
tions des vignobles qui réussissaient assez bien pour constituer
une partie des redevances payées par les fermiers. S'il faut en
croire les mémoires du temps, le faubourg Menchecourt était
alors presqu'exclusivement habité par des vignerons. Voici,
au reste, une pièce à l'appui, extraite des archives d'Abbeville : « Le 8 mars 1453, le prieur de l'église et couvent de
Saint-Honoré, de l'ordre des Chartreux-lès-Abbeville, donne
à cens annuel et perpétuel à Matthieu Madourel, vigneron,
une pièce de terre, située à Demenchecourt, auprès de la
Justice, et contenant six quartiers et demi ou environ, tenant
à divers autres en vignes. Le dit Matthieu sera tenu de planter
et avignier ces six quartiers et de venir presser tous les
aisgues des vins qui y croîtront au pressoir des Chartreux,
sans pouvoir aller presser ailleurs, si ce n'est de leur consen-
tement. »

La vigne était donc cultivée il y a plusieurs siècles dans les environs d'Abbeville, et l'on trouve encore aujourd'hui, à Thuison-lès-Abbeville, des côteaux appelés côteaux des vignes, probablement en raison de leur première destination. Aujourd'hui, le climat se refuse à la culture de la vigne ; on en accuse l'humidité du sol, la longueur des hivers, les gelées tardives ; ces causes, malheureusement trop constantes à se produire, paraissent fondées, mais rien ne prouve que la température moyenne de notre climat ait été plus élevée qu'aujourd'hui. Il nous paraît au contraire assez rationnel d'admettre que cette température moyenne (9° 29), n'a pas sensiblement varié, mais que la répartition de la chaleur (1) dans les différentes saisons a pu être modifiée sous l'influence des nombreux déboisements (2) qui ont eu lieu dans ce pays depuis plusieurs siècles. En thèse générale, pour que la vigne produise un vin potable, il ne suffit pas que la chaleur moyenne de

---

(1) Voyez *Moniteur universel* du 23 juin 1853, article de M. Becquerel sur les déboisements.

(2) La plus vaste des forêts de Ponthieu était celle de Crécy, qui s'étendait d'un côté depuis la Somme jusqu'à l'Authie, de l'autre depuis la forêt de Vicogne , *Windiconia*, jusqu'au Marquenterre....... Les Romains avaient commencé à l'éclaircir à l'est en dirigeant la grande voie militaire d'Amiens au village de Ponches sur l'Authie, et à l'ouest par la continuation de la chaussée qui venait du Beauvoisis et qui devait cotoyer la Manche jusque Boulogne. Aux XIe et XIIe siècles, il est fait mention des forêts du Crotoy, d'Ailly, de Sery et de Mons-Boubers ; de Guaden, laquelle s'étendait depuis Forêt-l'Abbaye jusqu'à Abbeville ; de Cautâtre, *Cantastrum*, Campus-Ater, ou plutôt Cantii-Atrium ; de Vron, entre la Maye et l'embouchure de l'Authie. Il est également fait mention du bois de *Rouenden* ou *Roundel*, dépendant de la forêt de Crécy ; de Bruile, près l'enceinte d'Abbeville, qui était au XIIe siècle le parc des comtes de Ponthieu, du Sénéchal, peu éloigné de ce parc ; de Saint-Nicolas, voisin du grand et petit bois de la commune d'Abbeville, lesquels contenaient encore, en 1310, deux cent vingt-trois journaux et de plusieurs autres bois qui ont entièrement disparu. (Louandre, *Hist. d'Abbeville*, t. I, p. 67 et 68).

l'année arrive à 9° 1/2 , il faut encore que la température de l'hiver, supérieure à + 0, 5, soit suivie d'une température moyenne de 18 degrés au moins pendant l'été. Or, comme dans notre climat la température moyenne de l'été n'atteint que 15,43, on comprend dès lors facilement pourquoi la culture de la vigne n'est plus possible dans cette localité (1).

Comme parmi les végétaux qui croissent spontanément à Abbeville et dans ses environs, il en est un certain nombre qu'on rencontre dans l'arrondissement d'Abbeville et qui n'ont point été indiqués dans les autres parties du département ; nous avons pensé qu'il n'était pas sans sans intérêt de les mentionner ici. On trouvera ci-dessous le catalogue de ces végétaux avec indication des lieux où ils se plaisent.

Catalogue des Plantes croissant spontanément dans l'arrondissement d'Abbeville et qui n'ont point été indiquées dans les autres parties du département de la Somme.

RANUNCULACEÆ.

Anemone ranunculoïdes, L. — Prés St.-Gilles, Abbeville.

Ranunculus hederaceus, L. — Marais de Cambron.

    Id.   tripartitus, Dec. — Eau saumâtre, Laviers, etc.

    Id.   baudotii, Godr. — Eau saumâtre, Laviers, etc.

Adonis flammea, Jacq. — Villers-sur-Mareuil (M. de Vicq.)

Aconitum napellus, L. — Forêt de Crécy.

PAPAVERACEÆ.

Glaucium flavum, Crantz. — Falaises, galets, lieux maritimes.

CRUCIFERÆ.

Cochlearia danica. L. — Sables maritimes, St-Quentin-en-Tourmont.

Teesdalia lepidium, Dec. — Villers-sur-Authie.

---

(1) Dans la vallée de la Garonne, à Bordeaux (latitude 40°,50), les températures moyennes de l'année, de l'hiver, de l'été, de l'automne, sont respectivement 13°,8; 6°,2; 21°,7; 14°,4. (*Cosmos*, t. I, p. 388.)

Cakile maritima, Scop. — Sables maritimes, Cayeux, Le Hourdel, etc.

Brassica oleracea. var. Sylvestris, Dec. — Falaises de Mers.

Crambe maritima, L. — Galets, bourg d'Ault, Cayeux, Hourdel.

VIOLARIEÆ.

Viola tricolor, var. Sabulosa, Dec. — Dunes.

CARIOPHYLLEÆ.

Dianthus caryophyllus, Lin. — Murailles, St-Valery-sur-Somme.

Silene inflata, Sm. var. uniflora. Ott. — Galets, pointe du Hourdel, Cayeux.

Silene inflata, Sm. var. maritima Dec. — Galets, pointe du Hourdel, Cayeux.

Silene conica, L. var. uniflora. — Sables maritimes, le Crotoy.

Silene gallica, L. — Champs, Cambron, Saint-Valery, le Crotoy.

Sagina erecta, L. — Environs d'Abbeville.

Sagina apetala, L. — Cambron.

Sagina patula jard. — Abbeville.

Sagina maritima, Don. — Bourg d'Ault.

Arenaria rubra, L. var. marina. — Prairies maritimes, laviers, etc.

Arenaria media, L. — Prairies maritimes, Laviers, Saint-Valery, etc.

Arenaria leptoclados. Rchb. — Cambron.

Adenarium peploïdes, Rafin. — Sables vaseux maritimes, Crotoy, Saint-Quentin.

Spergula nodosa, L. var. maritima. — Lieux maritimes, Saint-Valery, Cayeux, Ault.

Stellaria uliginosa, Murr. — Crécy.

Id.   var. crassifolia, Lejeune. — Marais de Saint-Quentin-en-Tourmont.

Cerastium brachypetuitum, Desp. Cambron.

Hypericineæ.

Androsæmum officinale, All. — Forêt de Crécy.

Hypericum tetræplerum, Fr. —   id.   Cambron.

Geranium Robertianum , var. purpureum. — Pointe du Hourdel.

Geranium Sylvaticum, L. — Bois de Size.

Erodium cicutarium, Leman. var. pilosum. — Dunes de Saint-Quentin.

Leguminosæ.

Genista anglica, L. — Villers-sur-Authie.

Ononis procursens, Wallr. — var. repens, Dec. — Dunes du Marquenterre.

Anthyllis vulneraria, var. maritima, Kock. — Dunes de Saint-Quentin-en-Tourmont.

Medicago minima, Lam. — Le Crotoy.

Trifolium subterraneum, L. — Saint-Valery, Quend.

   Id.   medium, L. — Bois du Seigneur, Cambron.

Ornithopus perpusillus. — Villers-sur-Authie , Boismont.

Vicia lutea. — Quend, le Crotoy.

Pisum maritimum, L. — Galets de la pointe du Hourdel. *Seule localité en France où cette espèce est indiquée.*

Lathyrus palustris, L. — Caubert, prés St.-Gilles.

   Id.   ungulatus, L. — Bois de Francières et du Pont-Remy.

Rosaceæ.

Potentilla tormentilla, Nest. var. nemoralis, Dec. — Forêt de Crécy.

Potentilla comarum, Scop. — Rue, Villers-sur-Authie.

Rosa pimpinellifolia, L. — Saint-Valery, Lenchères.

Malus acerba, Dec. — (Voir Pauquy, page 122, sur une variété femelle très-curieuse qui existe chez M. Alix à St.-Valery et qui a été décrite par M. Tillette de Clermont.)

Onagrariæ.

Epilobium spicatum, Lam. — Forêt de Crécy.

Epilobium roseum, Letreb. var. glabiusculum.—Abbeville.

Jsnardia palustris, L. — Marais Malicorne, Abbeville.

HALORAGEÆ.

Myriophyllum pectinatum, Dec. — Marais de Laviers.

Id. alterniflorum, Dec.—Dunes de St-Quentin.

UMBELLIFERÆ.

Eryngium maritimum, L. Sables maritimes, galets.

Buplevrum tenuissimum L. var. nanum. — Lieux herbeux maritimes.

Apium graveolens L. — Sables vaseux maritimes.

OEnanthe pimpinelloïdes, L. — Marais maritimes.

Id. Lachenalii Gmel.— Dunes de Saint-Quentin.

Helosciadium undatum, Kock. — Marais de Saint-Gilles, Quend.

RUBIACEÆ.

Galium anglicum. Huds. — Grand Port.

Id. sylvaticum. L. — Port.

Id. mollugo. var. maritimum. — Sables maritimes et galets.

Galium elongatum. Presl. — Cambron.

Id. verum L. var. maritimum. — Sables maritimes et galets.

VALERIANEÆ.

Valerianella auricula. Dec. — Cambron.

COMPOSITÆ.

Tussilago petasites, Hop. — Menchécourt, Rouvroy.

Cineraria palustris, L. — Marais des dunes de St-Quentin.

Doronicum pardalianches, L. — Bois de Size près Ault.

Aster trifolium , L. — Sables vaseux maritimes.

Gnaphalium gallicum, Lam.— Boismont, Liercourt.

Chrysanthemum segetum. L. — Abbeville, commun dans nos champs, très-rare auprès d'Amiens.

Chrysanthemum maritimum. Pers. — Quend, Château-Neuf.

Artemisia maritima. L. — Sables vaseux maritimes.

Xanthium strumarium. L. Marquenterre.

Arnaseris pusilla. Gartn. — Villers-sur-Authie.

Hieracium sabaudum, L. — Bois de Bonance, de Port, etc.

CAMPANULACEÆ.

Jasione montana, L. var. maritima. — Pointe du Hourdel.

VACCINEÆ.

Vaccinium oxyoccos. L. — Villers-sur-Authie, (rare).

ERICINEÆ.

Pyrola rotondifolia , L. var. arenaria. Koch — Dunes de
de St.-Quentin.

GENTIANEÆ.

Gentiana amarella. L. — Dunes de St.-Quentin.

Erythræa littoralis.   Id.

CONVOLVULACEÆ.

Convolvulus soldanella. L. — Dunes de St.-Quentin.

BORRAGINEÆ.

Myosotis cœspitosa. Schultz. — Dunes de St.-Quentin.

ANTIRRHINEÆ.

Linaria striata. Dec. var. repens. L. — le bourg d'Ault.

RHINANTHAREÆ.

Pedicularis sylvatica. L. — Forêt de Crécy, Bois de Bonance.

Veronica montana. L.   Id.

LABIATEÆ.

Salvia verbenaca. L. — Abbeville, remparts.

Teucrium, scordium L. — Marais des dunes.

Thymus Calamintha, Scop. — St.-Valery, Menchecourt,
Cambron.

PRIMULACEÆ.

Hottonia palustris, L. — Marais et fossés du Marquenterre.

Anagallis tenella. L. Dunes de St.-Quentin.

PLUMBAGINEÆ.

Statice Limonium, L. — Sables vaseux maritimes.

Id. Armerià, L. var. pubescens. — Sables vaseux maritimes.

PLANTAGINEÆ.

Plantago graminea, Lam. — Sables vaseux maritimes.

Id. maritima, L. — Lieux maritimes.

Id. major. L. var. minima. Dec. —Pointe du Hourdel.

Littorella lacustris. L. — Marais du Marquenterre.

CHENOPODEÆ.

Salicornia herbacea. L. — Sables vaseux maritimes.

Salsola Kali, L. — Dunes de Marquenterre.

Chenopodium maritimum. L. — Sables vaseux maritimes.

Atriplex portulacoïdes L. — Sables maritimes. Mers, le Crotoy, etc.

Atriplex pedunculata, L. — Embouchure de la Bresle.

Id. microsperma , Tillette de Cler. — Mautort.

Id. prostrata Boucher. — Sables vaseux maritimes, Port, Noyelles-sur-Mer.

Atriplex patula L. — Laviers, St.-Valery, etc.

Id. littoralis, L. Ault, Marquenterre.

Beta maritima L. — Id. le Hourdel.

POLYGONEÆ.

Rumex maritimus. L. — Laviers, etc.

ELEAGNEÆ.

Hyppophae rhamnoïdes, L. — Dunes de St.-Quentin.

EUPHORBIACEÆ.

Euphorbia paralias. L. — Sables de la côte.

AMENTACEÆ.

Salix arenaria. Dec. — Dunes du Marquenterre.

ALISMACEÆ.

Triglochin maritimum L. — Prés maritimes, Laviers, le Hourdel, etc.

POTAMEÆ.

Potamogeton rufescens, Schrad. — Cambron.

Id. pectinatum, var. marinum, Dec.—Noyelles-sur-Mer, etc.

Ruppia maritima. L. Eaux saumatres.

ORCHIDEÆ.

Orchis palustris, Jacq. — Cambron.

Id. simia. Lam. — Port, bois des chartreux.

Id. ustulata. L. — Mers.

Id. pyramidalis. L. — Laviers.

Cephalanthera rubra. Rich. — Bois de Port.

Liparis Læselii. Rich. — Mautort, Cambron.

ASPARAGEÆ.

Ruscus aculeatus. L. — Bois de Size.

LILIACEÆ.

Fritillaria meleagris, L. — Prés St.-Gilles.

JUNCEÆ.

Juncus maritimus, Lam. — Sables vaseux maritimes, Port, Noyelles, etc.

Juncus fluitans. Lam. — Marais du Marquenterre.

CYPERACEÆ.

Cyperus flavescens. L. — Cambron, Epagnette.

Scirpus setaceus. L. — Fossés maritimes , St.-Valery , Cayeux.

Scirpus Pollichii. Gren. — Marais des dunes de St.-Quentin.

Scirpus nigricans, Pauq. — Marais, Quend, St.-Quentin en Tourmond.

Scirpus Bæotryon, L. — Dunes de St.-Quentin.

Carex pulicaris, L. — Marais de Cambron, etc.

Id. arenaria, L. — Sables maritimes.

Id. trinervis, Degl. — Dunes de St.-Quentin.

Carex filiformis, L. — Mareuil (De Vicq).

Eriophorum gracile Roth. — Marais des dunes de St.-Quentin,

GRAMINEÆ.

Calamagrostis arenaria. Roth. — Sables maritimes.

Panicum glaucum, L. — Cambron.

Aira canescens, L. — Sables, Dunes.

Bromus arvensis, L. — Bernay, Cambron.

Id.   grassus Desf. — Champs et digues vers la mer.

Festuca glauca, Lam. var. longifolia. — Lieux maritimes, Mers. Quend.

Vulpia pseudomyuros. Say. Willm. — Cayeux.

Kælaria albescens, Dec. — Dunes de St.-Quentin.

Poa procumbens. Smith. — Lieux maritimes, bourg d'Ault.

Glyceria distans, Dec. — Sables vaseux maritimes, le Crotoy, St.-Quentin.

Catabrosa aquatica, Pal. Beauv. var. subuniflora. Garn. — Cambron.

Chamagrostis minima, Wib. — Zoteux, etc.

Rottballa incurvata, L. — Sables vaseux maritimes, le Crotoy, etc.

Triticum, Junceum. L. — Sables maritimes, Cayeux, Crotoy.

Triticum Rottballa. Dec. — Pointe du Hourdel.

Hordeum maritimum. Vahl. — Lieux maritimes.

Ce serait ici le lieu de nous occuper également du règne animal et de donner le catalogue des animaux qu'on rencontre dans l'arrondissement d'Abbeville, mais ces détails devant nous entraîner trop loin, nous avons préféré placer ce catalogue à la fin de cet ouvrage. Il serait à désirer que chaque arrondissement pût fournir sur ce sujet son utile contingent ; c'est de cette manière seulement qu'on parviendrait à connaître avec précision toutes les richesses de notre département.

CHAPITRE III.

Eaux potables. — Anciennes sources minérales ferrugineuses. —Rues,
faubourgs, habitations, mœurs et coutumes.

§ I. — Les eaux que boivent les habitants et qu'ils emploient à la préparation de leurs aliments sont distribuées dans les différents quartiers de la ville par des puits auxquels on adapte des pompes qui en rendent l'usage plus facile et permettent un secours plus prompt en cas d'incendie. L'eau de rivière n'est employée que pour les usages économiques et pour les bains.

Ces eaux, tempérées en hiver (température moyenne des sources en hiver, 10,5), fraîches en été (température moyenne des sources en été, 11,3), limpides, inodores, d'une saveur très-faible, contiennent une certaine quantité d'air , mais la plupart renferment des proportions un peu trop abondantes de principes minéraux fixes pour être à l'abri de tout reproche, et laissent à désirer sous ce rapport. On sait en effet qu'on ne peut considérer comme eau de qualité irréprochable que celle qui renferme au plus cinq dix-millièmes de principes minéraux fixes. Des analyses fréquentes nous ont démontré que les eaux d'Abbeville renferment en proportion variable différents sels de chaux, tels que carbonate et chlorure, rarement du sulfate, quelquefois du chlorure de sodium, des sels de magnésie, et plus souvent un sel de fer. En effet, ces eaux précipitent par l'oxalate d'ammoniaque et l'azotate d'argent louchissent dans quelques cas par le chlorure de Baryum et se troublent quelquefois par les phosphates de soude et d'ammoniaque. Quant aux sels de fer, il y des sources qui en contiennent une assez grande quantité pour être décélés par les réactifs des sels ferreux, mais dans l'immense majorité des cas, le sel de fer étant trop dilué pour être sensible aux réactifs, ce n'est que dans le résidu de l'évaporation d'une certaine quantité d'eau qu'on parvient à en [démontrer la présence (1).

---

(1) Les moyens d'analyse des eaux étant très-importants à connaître, et n'étant pas toujours indiqués d'une manière claire et précise dans la plupart des auteurs, nous avons pensé qu'on ne lirait pas sans intérêt les détails ci-dessous.

SUBSTANCE contenue dans l'eau.	RÉACTIFS employés.	EFFETS PRODUITS.
Air atmosphérique.	Acide gallique et potasse, mieux acide pyrogallique.	Coloration rosée tournant ensuite au violet plus ou moins foncé.
Acide carbonique.	Papier bleu de tournesol.	Passe au rouge plus ou moins violacé.
Carbonates.	Papier rouge de tournesol.	Vire au bleu dans l'eau dépouillée par la chaleur de l'excès d'acide carbonique.
Id.	Acides sulfurique azotique chlorydrique. (dilués)	Effervescence et dégagement de gaz acide carbonique avec les dépôts.
Sulfates.	Chlorure de Baryum.	Précipité blanc, insoluble dans les acides chlorydrique et azotique dilués.
Chlorures.	Azotate d'argent.	Teinte louche, d'un blanc légèrement opalin, noircissant à la lumière, accompagnée, si la proportion de chlorure est assez considérable, d'un précipité blanc caillébotté. L'un et l'autre disparaissent par l'addition de l'ammoniaque, mais ils persistent malgré celle de l'acide azotique.
Sels de chaux.	Oxalate d'ammoniaque.	Précipité blanc, apparaissant instantanément.
Id.	Solution de savon.	Teinte opaline, nuages, dépôt ou précipité caillebotté, suivant la proportion de sel calcaire, à l'exception du carbonate.
Id.	Phosphate de soude.	Précipité blanc.
Sels de magnésie.	Phosphate d'ammoniaque.	Précipité floconneux dans l'eau préalablement traitée par le phosphate de soude pour en séparer la chaux.

Il existait autrefois à Abbeville, sur le port, non loin du lieu où s'élève aujourd'hui l'abattoir, des sources d'eaux minérales ferrugineuses. Ces sources, délaissées depuis longtemps, ont été comblées il y a environ vingt-cinq ans ; nous nous rappelons fort bien encore aujourd'hui avoir visité ces sources et goûté de ces eaux dont la saveur styptique et astringente indiquait un liquide riche en principes ferrugineux. En 1740, Pierre Lemaire, pharmacien de Paris, a publié une analyse de cette source minérale (1) qui, d'après cet auteur, contenait du sel de glauber (sulfate de soude), du sel marin (chlorure de sodium), de l'acide vitriolique uni à une terre calqueuse (sulfate de chaux), du vitriol martial (Protosulfate de fer), une huile minérale ou bitume liquide, substance qui n'était probablement qu'une matière organique analogue à celle qu'on observe dans certaines eaux minérales. Enfin, un principe mal déterminé, désigné par Lemaire sous le nom de terre-alcaline.

Le fer existe dans les eaux minérales ferrugineuses à l'état de carbonate, ou dissout par l'acide carbonique, ou à l'état

SUBSTANCE contenue dans l'eau.	RÉACTIFS employés.	EFFETS PRODUITS.
Sels de magnésie.	Ammoniaque liquide.	Précipité blanc floconneux.
Alumine.	Ammoniaque liquide.	Précipité blanc gélatineux.
Fer.	Ferrocyanure de potassium.	Coloration bleue avec la dissolution dans les acides du résidu insoluble de l'évaporation.
Matières organiques.	Papier de tournesol rouge et bleu.	Calciner dans un tube fermé à un bout le résidu de l'évaporation de l'eau, après introduction des papiers réactifs, qui, après la calcination, se trouvent tous deux bleus, s'il s'est formé des produits ammoniacaux, et rouges dans le cas contraire.

(1) *Analyse de l'eau ferrugineuse qui se trouve à Abbeville*, 1740, in-12, par P. Lemaire, pharmacien de Paris.

de protosulfate. Tout en admettant la présence du fer dans les sources minérales d'Abbeville, parfaitement démontrée d'ailleurs par l'abondant précipité violet foncé qu'y faisait naître la décoction de noix de galle, nous ne pouvons cependant nous dispenser de faire observer que le pharmacien de Paris ne s'appuie sur aucune réaction caractéristique pour démontrer la combinaison du fer plutôt avec l'acide sulfurique qu'avec l'acide carbonique ; quoiqu'il en soit, cette eau tonique et légèrement laxative convenait spécialement aux personnes débiles, bouffies et sujettes aux flux muqueux ou sanguins atoniques, et pouvait être appelée à rendre de grands services ; nous devons donc regretter qu'on n'ait pas su l'apprécier comme elle le méritait.

§ II.—Les rues sont en général assez bien aérées, bien entretenues et d'une inclinaison convenable ; les principales rues de la ville sont larges et garnies de trottoirs en asphalte. La rue de la Chaussée-du-Bois , ouverte au vent d'est, qui est le plus sain, communique avec celle de Saint-Vulfran, qui s'ouvre au vent d'ouest, souvent impétueux. Du côté du sud, la ville est percée directement par la rue Saint-Gilles, les vents du nord n'y ont pas un accès aussi libre que les vents du sud. La chaussée Marcadé et la chaussée d'Hocquet, qui traversent la ville dans une grande étendue, de l'ouest à l'est, laissent un facile accès aux vents d'ouest et de nord-ouest.

Il n'existe plus aujourd'hui de l'ancienne cité qu'un très-petit nombre de rues étroites comme celles de la Boucherie, de la Poissonnerie, du Moulin-du-Roi, du Limaçon, etc., ou l'élévation et le rapprochement des maisons s'opposent à la libre circulation de l'air et de la lumière. Le quartier du rivage se fait aussi remarquer par ses petites impasses (1) étroites,

---

(1) Nulle part, en aucun autre lieu de la ville, nous ne trouvons plus d'impasses que dans le Rivage. Ces impasses étaient primitivement des ruelles qui allaient de la rivière au Lillier , à travers les jardins sans

humides, mal aérées et mal éclairées. La Somme, qui parcourt cette rue dans toute son étendue, ne contribue pas peu par sa présence à entretenir l'humidité de ces habitations.

Indépendamment des deux bras de Somme qui traversent la ville du Sud au Nord-Ouest, trois petites rivières, le Scardon (1), le Novion (2) et la Sotine (3), parcourent la ville de l'Est à l'Ouest, suivant dans leurs circuits les rues Dauphiné, d'Avignon, aux Pareurs, des Teinturiers, de la Boucherie, du Moulin du Roi, d'Argonne, Ledien, St.-Jacques, l'ancienne porte Marcadé, la rue Sannier et aux Mulets. Ces cours d'eau d'une grande utilité pour les tanneurs, les teinturiers, les mégissiers et les meuniers, recevant les eaux ménagères et les immondices des quartiers qu'ils traversent, nuisent à la salubrité, non seulement par l'humidité, mais encore par les éma-

---

murs ou simplement clos de haies ; plus tard, les propriétaires voisins empiétèrent sur ces petites rues et supprimèrent les droits de passage par la force des briques et du mortier ; aujourd'hui ce ne sont plus que de misérables *squares* où végètent de misérables familles. (Ernest Prarond,, *Notice sur les rues d'Abbeville*, p. 27).

(1) Le Scardon qui prend sa source près de Saint-Riquier et dessine le plus profond d'une vallée entre ce bourg et Abbeville, entre sous nos murs par la tour du Haut-Degré, et se jette dans la Somme, au canal Marchand, un peu au-dessus de la fontaine le Comte, après avoir fait tourner le Moulin-du-Roi.

(2) La rivière de Novion ou Nouvion n'est autre chose que le second bras du Scardon. Elle tire son nom probablement du moulin de Nouvion que cite le Père Ignace, et qui était hors la porte Marcadé, près Notre-Dame de la Chapelle. On l'appelait aussi rivière du Château, parce qu'elle se jetait dans la Somme, près du château de Charles-le-Téméraire. La rivière de Novion entre dans la ville sous la tour d'Amboise, et se jette dans la Somme, au bout du quai de la Pointe, après avoir passé sous le pont du château.

(3) La rivière des Sources ou de Sotine prend naissance dans les prés de la Bouvaque ; entre dans la ville sous la tour à Borel, et se jette dans la Somme contre l'impasse Coq-Chéru. — (Ernest Prarond, loc. cit. pag. 130 163, 177.)

nations qui s'en dégagent lorsque le niveau des eaux venant à baisser, il reste sur les bords des matières animales qui n'ont pas été entraînées par le courant.

Les soins vigilants de l'administration municipale entretiennent dans les rues une grande propreté. Je ne signalerai qu'à titre d'exception et comme cause d'insalubrité, la mauvaise habitude contractée par les habitants de certains quartiers de jeter leurs immondices sur la voie publique ou près de l'orifice des égouts. Ces matières exhalent en tout temps, mais surtout en été, une odeur infecte et malfaisante. Malgré l'active surveillance de l'administration, ces causes d'insalubrité ne peuvent complètement disparaître qu'à la condition d'exiger l'établissement de fosses d'aisance dans la construction des maisons nouvelles.

Le faubourg Rouvroy, le plus important de tous nos faubourgs par son étendue et son industrie, est borné à l'est par la Somme, sur la rive gauche de laquelle il est situé, tandis qu'à l'Ouest il se trouve entouré de jardins, de prairies, de marécages dont les exhalaisons produisent quelquefois au printemps et en été des fièvres intermittentes.

Le fauboug Menchecourt, situé sur la rive droite de la Somme, se trouve bâti au milieu de terrains humides et voisins de marais, dans sa partie basse, dite rue d'en bas.

Le faubourg Thuison et la Bouvaque ne sont pas placés dans des conditions hygiéniques meilleures ; aussi ces faubourgs paient-ils un large tribut toutes les fois qu'une épidémie vient à se montrer parmi nous.

Les faubourgs St.-Gilles et du Bois, bâtis sur des terrains plus élevés, sont mieux exposés et par conséquent plus salubres. La partie du faubourg St.-Gilles, bâtie dans le marais et le faubourg des Planches rentrent dans les conditions des faubourgs Bouvaque et Thuison.

Abbeville est assez bien bâtie, toutes les constructions sont en briques; la pierre de taille y est beaucoup moins employée.

Les terrains tourbeux qu'on rencontre fréquemment ici obligent, dans beaucoup de quartiers de la ville, à bâtir sur pilotis et à voûter les caves au dessus du sol. Malgré cette sage précaution, on voit encore, à certaines époques de l'année, l'eau pénétrer dans l'intérieur des caves; l'humidité s'infiltrant alors dans les premières assises, et gagnant peu à peu les étages supérieurs, contribue à rendre les maisons humides et froides. Les maisons des personnes aisées sont généralement grandes, distribuées d'une manière convenable et jouissent, pour la plupart, du précieux avantage de posséder un jardin.

Les habitations occupées par la classe ouvrière sont le plus ordinairement basses et trop étroites; ce reproche s'adresse non seulement aux anciennes habitations, mais encore aux constructions récentes; celles-ci composées d'un rez-de-chaussée et d'une chambre au premier étage tout au plus assez spacieuse pour y loger deux personnes, deviennent insuffisantes pour donner asile à une famille composée de quatre ou cinq membres; on comprend dès lors que la viciation de l'air et les conséquences de l'encombrement ne tardent pas à faire sentir leur funeste influence sur la santé des malheureux qui vivent ainsi entassés dans un lieux trop étroit. L'homme, disaient les anciens, *rescitur aere*, l'air est en effet aussi nécessaire à l'homme que la nourriture. Ainsi il ne suffira pas pour qu'une maison soit bien saine, qu'elle se trouve placée dans un lieu aéré, et que le soleil y répande la chaleur et la lumière, il faudra encore indispensablement, que les pièces habitées et surtout les chambres à coucher, attendu les longues heures de la nuit, aient sous le plafond une hauteur convenable, et qu'elles soient ventilées d'une manière incessante, comme par une cheminée.

Si maintenant nous pénétrons dans les faubourgs, nous trouverons un certain nombre de maisons construites en charpente et en mauvais torchis; quelques-unes sont encore recouvertes de chaume. Un rez-de-chaussée humide divisé en cuisine et en chambre à coucher, compose le logement. Au-dessous du rez-de-chaussée, il n'y a point de cave, au-dessus est un grenier destiné à recevoir les combustibles ; ces constructions qui tendent de jour en jour à disparaître sont remplacées par des maisons plus solides, mais qui pèchent toujours par l'exiguité de leur dimension, relativement au nombre de personnes qu'elles sont distinées à abriter. La plupart des habitations des faubourgs ont la jouissance d'un petit jardin ; ces terrains sont le plus souvent d'une malpropreté repoussante au voisinage des habitations, parce que les locataires viennent y déposer leurs immondices ; ces matières exhalent en tout temps, mais particulièrement pendant la saison d'été, des gaz fétides et nuisibles. On peut encore ajouter comme cause d'insalubrité la présence des animaux domestiques dans l'intérieur des maisons. Plusieurs habitants des faubourgs qui fournissent le lait à la ville possèdent une ou plusieurs vaches placées dans des étables jointes à la maison et séparées de la chambre à coucher par quelques mètres de terrain quelquefois même par une seule porte, ces étables humides dans lesquelles la litière est trop rarement renouvelée, laissent échapper des émanations peu salubres.

§ III.—Abbeville est essentiellement une ville d'aristocratie, de rentiers, peu entreprenants et fort peu industriels. L'industrie a si peu d'attraits pour les capitalistes abbevillois qu'il est à remarquer que les principaux établissements du pays, tels que : les Rames, les Moquettes, la filature de Thuison, la sellerie, ont eu pour fondateurs des chefs étrangers à la ville. Quoi qu'il en soit, notre ville possède plusieurs filatures, une importante fabrique de draps et de tapis, plusieurs fabriques de toile et de savon, des scieries mécaniques , des imprimeries, quelques tanneries, plusieurs fonderies, un chantier de construction et un certain nombre d'ateliers de carosserie, etc. Elle renferme un musée, une bibliothèque, une société savante, dite société d'Emulation, un collége communal, un tribunal de première instance et de commerce, et en établissements militaires, une gendarmerie, un magasin à poudre, un parc d'artillerie, une caserne de cavalerie. N'oublions pas de citer parmi les établissements importants un haras impérial, un abattoir et une usine à gaz. On y trouve encore cinq communautés religieuses occupées par les sœurs Ursulines et Carmélites, les sœurs de St.-Joseph, de Bon-Secours, de l'association de la Sainte Famille, et sept édifices religieux dont cinq : les églises St.-Vulfran, St.-Jacques, St.-Gilles, St.-Sépulcre et St.-Paul sont renfermés dans l'intérieur de la ville, tandis que les églises de Rouvroy et de Notre-Dame de La Chapelle sont situées hors des murs d'enceinte. L'église gothique, dite de St.-Vulfran, remonte au XVe siècle et se fait remarquer par l'élégance et la beauté de son architecture. Pour terminer cette énumération, nous devons encore mentionner parmi les choses remarquables renfermées dans nos murs la magnifique collection d'oiseaux de M. de la Motte, le remarquable cabinet d'histoire naturelle de M. Baillon (1), la belle serre de M. Foucques, souvent visitée par les étrangers à l'époque de la floraison des camélias et le cabinet du savant archéologue M. Boucher de Perthes qui a réuni patiemment et composé une nombreuse et curieuse collection en armes celtiques et romaines, en meubles et en ustensiles de tout genre, trouvés pour la plupart dans l'arrondissement d'Abbeville.

Nous nous imposerions une tâche bien difficile si nous essayions de donner une idée complète du caractère et des mœurs des habitants ; nous nous contenterons de dire qu'ils sont en général d'un tempérament lymphatico-sanguin, que les femmes ont généralement de l'embonpoint et souvent de la beauté. Selon la classe sociale dont ils font partie, les uns s'adonnent aux arts, les autres, mais en très petit nombre, culti-

---

(1) Il est à désirer que cette importante collection, fruit des longs travaux et des recherches incessantes du savant naturaliste Baillon, que la science regrette aujourd'hui, puisse être conservée à notre ville.

vent les sciences ; les personnes riches ne font ordinairement rien. Le peuple d'Abbeville s'occupe de la fabrication des draps, des tapis, de la toile et des diverses préparations qui y sont relatives. Les habitants d'un des faubourgs les plus importants de la ville (faub. Rouvroy) s'occupent spéciale-ment de la fabrication des cordes et de la culture des jardins. On aura l'idée de l'importance de cette culture, lorsqu'on saura que la ville consomme à peine la huitième partie des produits du jardinage et que les sept huitièmes sont expédiés à Amiens, à Montreuil, à Boulogne, à Rouen et au Hâvre.

L'idiôme picard offre autant de dialectes qu'il y a de bourgs et de villes dans la Picardie. Mais malgré quelques différences dans les inflexions et quelques mots que le temps a conservés dans un lieu et effacés dans un autre, il ne perd rien de son unité. Avouons d'abord que le picard, tel qu'on le prononce aujour-d'hui dans notre arrondissement, blesse souvent une oreille délicate ; ce qu'il faut attribuer en partie à la grossièreté du peuple qui en a presque seul conservé l'usage. L'accent pi-card est également encore aujourd'hui assez marqué et c'est surtout par la prononciation de l'*e* final que se trahit sou-vent, même après une longue absence, l'homme né dans cette contrée (1).

§ IV. — Quant à l'alimentation, le pain composé le plus

---

(1) Notre langue française a subi diverses métamorphoses, d'abord les Gaules la virent succéder au latin sous le nom de langue *romance* (Romanum rusticum) dont les rudiments grossiers sont contenus dans un traité entre Charles-le-Chauve et Louis-le-Germanique, écrit en 842. Cet idiome, on le sait, ne tarda pas à se diviser en deux branches qui, se séparant à la Loire, envahirent, l'une, le midi de la France sous le nom de langue d'Oc, et l'autre, le nord, sous celui de langue d'Oil. Cette dernière, qui se confond avec le picard, a donné naissance à la langue française ; mère pauvre et sans éclat, aujourd'hui oubliée de sa fille, qui, dans le haut point de gloire ou elle est parvenue, dédaigne de se souvenir de son origine, dont elle rougit peut-être. (*Coup d'œil*

souvent de blé de froment pur ou mêlé d'un peu de seigle, fait la base de la nourriture qui diffère peu de celle du reste des habitants des départements voisins. L'eau et la bière forment la boisson commune du peuple ; l'ouvrier boit aussi l'été de la décoction de son fermenté connue sous le nom de *boulie*. Cette boisson, très répandue autrefois, est beaucoup moins usitée aujourd'hui. Les personnes plus aisées boivent habituellement de la bière ou du cidre ; le vin ne figure que sur la table des personnes riches.

---

sur l'idiome picard en usage dans l'arrondissement d'Abbeville, par M. André de Poilly, travail publié dans *les Mémoires de la Société d'Emulation d'Abbeville, 1833*).

CHAPITRE IV.

MÉTÉOROLOGIE.

Climat. — Température moyenne des mois, des saisons, température moyenne du climat. — Brouillards. — Pluie. — Influence de la pluie sur la température. —Pesanteur de l'air. — Vents.—Fréquence relative des vents suivant les saisons et suivant les mois.

La température de ce pays, généralement froide et humide, est exposée à de fréquentes variations. Les vieillards prétendent que ces alternatives brusques de la température étaient moins communes autrefois qu'elles ne le sont aujourd'hui, aussi ne cessent-ils de se plaindre de ce qu'ils appellent le dérangement des saisons. Quoiqu'il en soit, les grands froids, comme les grandes chaleurs, sont rares ; le thermomètre centigrade ne monte pas ordinairement, dans les étés les plus chauds, au-dessus de 30 degrés et ne descend point, en hiver, au-dessous de 10 à 12 degrés ; on l'a vu, cependant, mais très-exceptionnellement, monter jusqu'à 33 degrés et descendre jusqu'à —17 degrés. Dans l'année 1838, le thermomètre a atteint son plus grand maximum 28 degrés, le 29 juillet, et son plus grand minimum 17 degrés au-dessous de zéro le 4 janvier de la même année, ce qui fait entre ces deux extrêmes une différence de 45 degrés. Les mois de mai, juin et septembre sont ceux où les différences entre les températures extrêmes sont ordinairement les plus grandes.

Pour arriver à connaître la température moyenne de ce lieu, nous avons étudié la distribution de la chaleur dans le cours de l'année. On trouvera dans les tableaux ci-dessous la température moyenne des mois et celle des saisons. Ces différents résultats sont des moyennes calculées sur des observations météorologiques recueillies pendant une période de douze années.

Le thermomètre centigrade marque en moyenne :

En Janvier 2,15
Février 3,51
Mars 5,70
Avril 9,83
Mai. 13,87
Juin 15,45
Juillet 16,08
Août 15,65
Septembre 12,57
Octobre 7,78
Novembre 5,14
Décembre 2,42

En groupant les mois par saisons, on trouve alors :

Température moyenne du printemps . . 9,83
de l'été 15,75
de l'automne . . 8,43
de l'hiver . . . 2,69

d'où l'on déduit alors facilement la température moyenne du climat qui s'élève à 9,29.

Les premières semaines du printemps sont souvent froides et humides ; à cette époque, les vents se succèdent rapidement, celui de nord-est occasionne souvent des gelées qui se prolongent quelquefois jusqu'au mois de mai. Dans les nuits des mois d'avril et de mai, la température n'est souvent que 3, 4 et 6 degrés centigrades au-dessus de zéro. Quand cela arrive, les plantes exposées à un ciel serein peuvent encore se geler, nonobstant l'indication du thermomètre (1). Si, au

---

(1) La cause de ce refroidissement inégal doit être attribuée au rayonnement de la chaleur. Toutes les circonstances qui tendent à rendre le rayonnement considérable augmentent le froid produit, ainsi sous un ciel pur la chaleur lancée vers les régions supérieures de l'atmosphère, se perd dans l'espace et le refroidissement des plantes et des corps placés à la surface de la terre devient de plus en plus grand et peut ainsi arriver à zéro et même au-dessous de cette température ; sous un ciel couvert, les nuages compensent par leur rayonnement

contraire, le ciel est couvert, la température des plantes ne descend pas au-dessous de celle de l'atmosphère, il n'y aura pas gelée à moins que le thermomètre ne marque zéro ; il est donc vrai de dire, comme le prétendent nos jardiniers, que les pêchers, les abricotiers et toutes les plantes délicates ont souvent à redouter ici les nuits froides du printemps. La température s'adoucit lorsque les vents sud-est viennent à souffler. Les chaleurs ne commencent ordinairement qu'en juin et juillet, encore sont-elles de courte durée. On éprouverait quelquefois à cette époque une véritable sécheresse s'il ne nous venait du sud-ouest quelques orages. Septembre et quelquefois les premiers jours d'octobre sont beaux, mais bientôt les brouillards et les vents d'ouest annoncent l'arrivée de l'hiver, qui paraît être plutôt la continuation d'un pluvieux automne qu'une saison de frimas et de glaçons.

Des brouillards plus ou moins épais attristent souvent le printemps, mais plus souvent encore l'automne et l'hiver. On estime qu'il tombe ici annuellement 750 à 800 millimètres d'eau. Si, au lieu de chercher à évaluer en millimètres la quantité d'eau tombée, on compte les jours de pluie, on trouve en moyenne 167 jours de pluie par an, ce qui est environ la moitié des jours de l'année. Le nombre des jours où il est tombé de l'eau à Abbeville est à peu près le même au printemps et en été d'une part, dans l'hiver et dans l'automne de l'autre. L'automne est sans contredit la saison où il tombe de l'eau, le plus souvent à l'état de pluie, de neige, de grêle ou de grésil.

Les pluies exercent une influence marquée sur la température du climat; ainsi, la pluie élève en hiver la température normale; elle l'abaisse, au contraire, au printemps. L'abaissement subsiste, bien qu'un peu moindre, en été. Puis la

---

propre et par la réflexion, la chaleur perdue par les corps placés à la surface de la terre et s'opposent par cela même à un trop grand abaissement de température.

température normale est encore dépassée en automne. En résumé, l'effet général des pluies produit sur l'année entière une légère élévation de température.

Nombre de jours de pluie, neige, grèle et grésil, gelée, tonnerre, beau temps et brouillard pandant l'année.

Moyennes de neuf années (1).

Mois.	Pluie.	Neige.	Grêle et Grésil.	Gelée.	Tonnerre.	Beau temps.	Brouil-lard.
Janvier . .	13	7	3	15	1	9	11
Février . .	13	5	2	11	»	9	14
Mars . . .	12	4	4	11	1	13	9
Avril . . .	14	3	4	4	1	12	17
Mai. . . .	13	»	1	»	4	16	15
Juin . . .	16	»	1	»	5	13	10
Juillet. . .	16	»	»	»	3	15	14
Août . . .	13	»	1	»	3	16	18
Septembre .	18	»	1	»	2	12	9
Octobre . .	17	1	1	3	2	11	13
Novembre. .	17	1	3	7	2	9	21
Décembre. .	13	3	2	14	1	8	14
Sommes . .	167	25	22	66	25	144	165

Il résulte de ce tableau que le nombre des beaux jours est inférieur de plus d'un cinquième à celui des jours où il est tombé de l'eau, de sorte que l'on est autorisé à dire que chez nous l'humidité est l'état le plus habituel. Les mois, rangés d'après le plus grand nombre de jours pluvieux, se présentent dans l'ordre suivant : septembre, octobre, novembre, juin, juillet, décembre, avril, janvier, février, mai, août et mars.

Les mois classés d'après le nombre des jours de beau temps se présentent dans l'ordre suivant : mai, août, juillet, juin, mars, avril, septembre, octobre, février, janvier, décembre et novembre.

---

(1) Brion, *Météorologie. Mémoires de la Société d'Emulation d'Abbeville*; 1841, 1842 , 1843.

La hauteur moyenne du baromètre est :

En Janvier. 760,30
Février. 758,83
Mars 761,49
Avril 755,26
Mai 759,96
Juin. 761,15
Juillet 754,22
Août 750,19
Septembre. 751,28
Octobre. 748,09
Novembre , ... 752,27
Décembre 749,26

La hauteur moyenne barométrique de l'année est de 755,02.

Fréquence relative des vents suivant les saisons,

Moyennes de huit années, 1834-1842.

VENTS.	HIVER.	PRINTEMPS.	ÉTÉ.	AUTOMNE.	JOURS.
Nord . . .	7	7	11	6	31
Nord-Est . .	13	27	11	12	63
Est	9	9	6	8	32
Sud-Est . .	13	4	4	10	31
Sud. . . .	11	6	6	11	34
Sud-Ouest. .	20	13	15	25	73
Ouest . . .	9	13	18	7	47
Nord-Ouest. .	9	14	21	12	56

On voit que les vents dominants classés d'après les saisons se montrent dans l'ordre suivant :

Au printemps . . . . . nord-est.
En été . . . . est, nord-ouest.
En automne. . . . . . sud-ouest, sud et sud-est.
En hiver . . . . sud-est, sud, sud-ouest.

Dans les hivers secs et rudes, ce sont les vents d'est, nord-est et sud-est qui dominent.

Dans les étés exceptionnellement chauds, ce sont les vents d'est, nord-est et nord-ouest.

Les vents nord-est règnent encore au commencement de l'automne et en hiver.

Les vents du sud et de l'ouest vont aussi souvent en augmentant en automne.

On remarque souvent en été le grand courant équatorial sud-ouest à la marche des nuages élevés. Souvent dans ce cas et dans toutes les saisons on observe le courant inférieur, polaire nord-est qui souffle à la surface du sol. La rencontre de ces deux courants opposés engendre les autres vents et détermine quelquefois les orages de grêle de l'été et les tempêtes continues de la mauvaise saison.

Fréquence relative des vents suivant les mois.

Moyennes de huit années 1834-51 (1).

Mois.	Nord.	Nord-Est.	Est.	Sud-Est.	Sud.	Sud-Ouest.	Ouest.	Nord-Ouest.
Janvier	2	4	3	4	4	7	4	3
Février	2	4	2	4	4	6	3	3
Mars	2	6	2	2	2	6	6	4
Avril	3	11	3	1	2	3	3	5
Mai	2	10	4	1	2	4	4	5
Juin	4	3	1	2	2	4	6	7
Juillet	5	3	2	1	2	4	7	6
Août	2	5	3	1	2	5	5	8
Septembre	2	3	3	2	4	6	4	4
Octobre	2	5	2	3	3	8	2	5
Novembre	2	4	3	5	4	8	1	3
Décembre	3	5	4	5	3	9	2	3
Moyennes annuelles . .	31	64	30	31	32	75	47	56

Le nombre des jours de vents pour chaque mois n'est pas toujours égal au nombre des jours du mois, à cause des divisions qui ne se font pas exactement dans la recherche des moyennes ; cette remarque s'applique à tous les calculs des moyennes.

(1) Brion, loc. citat. page 320.

DEUXIÈME PARTIE.

CHAPITRE Ier.

Mouvement de la population pendant une période de vingt années. — Naissances, décès et mariages. — Causes de la dépopulation. — Influence de la misère et de l'aisance sur la mortalité.

Au commencemeut du XVe siècle, la population d'Abbeville égalait celle d'Amiens et pouvait s'évaluer à près de 40,000 âmes (1). Les épidémies malignes qui ont sévi dans ce pays aux XVe, XVIe, XVIIe siècles ont considérablement diminué le chiffre de la population (2). D'après le recense-

---

(1) La population d'Abbeville était alors si considérable que le roi ayant demandé du blé pour les garnisons voisines, on fut obligé de s'excuser de le fournir sur le grand nombre des habitants, qui pouvait monter environ à 40,000 âmes. (Registre aux délibérations, année 1482.)

(2) La peste, la guerre, la famine, fléaux qui naissaient l'un de l'autre, exercèrent fréquemmment dans le Ponthieu d'impitoyables ravages. De 1480 à 1483, la peste règne sans interruption. Les pestiférés indigents sont visités gratis par un chirurgien salarié appelé Firmin Boulard. La ville, outre ses visites, lui paie les médicaments. Voici la singulière recette des médicaments qu'on employait dans les cas de peste et qui revenaient alors au prix de cent huit sous. « Un pot d'huile d'olive, quatre livres de résine, une livre de poix noire, trois livres de suif de mouton, trois livres de graisse de porc male, une livre de moëlle de bœuf et diverses quantités d'encens, de vert de gris, de miel rosat et de vinaigre. » C'était avec cet onguent que Firmin Boulard faisait ses emplâtres..... En 1596, le fléau pestilentiel, favorisé par les troubles civils et les occurences de la guerre, jeta la désolation dans tous les quartiers de la ville et enleva plus de huit mille personnes. Les habitants épouvantés, se réfugièrent sous des tentes, au milieu des champs, et ne rentrèrent qu'au mois de septembre, époque à laquelle

ment de 1856, la population d'Abbeville se compose de 19,304 habitants, dont 15,978 sont renfermés dans les murs d'enceinte, et 5,526 dans les différents faubourgs.

Cette population se divise en :

Population fixe. . . .	Hommes mariés.	5,641
	Veufs.	412
	Garçons . . . . , . . .	4,150
	Femmes mariées	5,661
	Veuves.	982
	Filles.	5,138
Population flottante		1,540

Total général. 19,504

Différence pour le sexe féminin 1,598

Si nous comparons le chiffre total de la population aux époques des divers recensements de 1826, 1851, 1836, 1841, 1846, 1851, 1856, nous trouvons, de 1826 à 1841, une diminution continue dans le chiffre de la population. La dépopulation étant pendant ces seize années de 1730 habitants, savoir 998 par excédant des décès sur les naissances et 732 par émigration.

« On trouve l'explication de cette émigration dans la perte ou la décadence de certaines industries. Parmi les industries que nous avons vues périr, nous citerons une importante fabrique de draps, une verrerie ; de plus, la fabrication des articles d'Abbeville, tels que : bouracans, serges, calemoucks, calicots,

---

il leur fut ordonné de rejoindre leurs foyers, sous peine de perdre le droit de bourgeoisie et de payer cinquante écus d'amende. Deux ans après, il survint une nouvelle peste qui enleva encore dans la ville quatre mille personnes et huit mille dans les campagnes environnantes. (Louandre, *Histoire d'Abbeville*, t. ii. p. 109, 111 et 113.)

Les maladies pestilentielles ne furent pas moins communes dans le XVIIe siècle que dans le précédent ; ainsi l'abbé Butteux fait mention d'une peste affreuse qui fit périr, en 1636, plus du tiers de la population abbevilloise. (Manuscrit de l'abbé Butteux).

bazins, etc.; n'ayant fait que décroître, et n'employant plus le même nombre d'ouvriers, ceux-ci ont été forcés d'émigrer. Les causes de cette décadence doivent être imputées à l'esprit de la population qui n'a pas compris qu'en se traînant sans cesse dans l'ornière tracée par la routine, sans tenter la moindre innovation et sans engager des capitaux plus nombreux, c'était se condamner à une chute inévitable (1). »

Dans la période de 1851 à 1856, la population a regagné à peu près complètement ce qu'elle avait perdu dans la période antérieure correspondante. Voici de quelle manière l'accroissement de la population s'est réparti dans ces quatre dernières années.

De 1841 à 1846, augmentation	490
De 1846 à 1851, —	1,086
De 1851 à 1856, —	146
Total.	1,722

Il résulte de cet exposé que depuis trente ans la population d'Abbeville est restée stationnaire. Nous ferons remarquer en outre que dans la période de 1841 à 1856 le chiffre des décès ayant dépassé de 905 le chiffre des naissances, le niveau de la population, loin de s'élever de 1722 pendant cette période, aurait dû s'abaisser. Cette augmentation ne pouvant donc être attribuée à l'excédent des naissances, il faut en chercher la cause dans l'augmentation graduelle de la population flottante, dans la création de plusieurs filatures et dans la plus grande extension donnée à plusieurs de nos manufactures.

C'est ici le lieu d'insister sur la prédominance du chiffre des décès sur celui des naissances, et de faire remarquer que ce résultat est en contradiction avec ce que l'on observe dans les autres pays de la France, dans l'Angleterre. la Belgique, où le chiffre des naissances surpasse de beaucoup celui des décès.

---

(1) Manuscrit de MM. Paillart et Brion sur les causes de la dépopulation.

64

C'est à cette circonstance qu'il faut attribuer l'augmentation de la population en France, dont le chiffre a augmenté de huit millions de 1775 à 1833. Un fait digne de remarque, c'est que cet accroissement semble se faire suivant une ligne de progression dont il ne s'écarte pas. Cette progression est d'un million pour sept ans, de deux millions pour quinze ans, de quatre millions pour trente ans, Il faut donc reconnaître qu'il existe uue loi qui règle en souveraine la population des Etats.

Nous avons consigné dans le tableau ci-dessous le résultat de nos recherches sur les naissances et les décès de 1837 à 1856, c'est-à-dire pendant une période de vingt années.

TABLEAU COMPARATIF

des naissances et des décès pendant une période de vingt années.

<table>
<tr>
<th rowspan="2">ANNÉES.</th>
<th colspan="2">NAISSANCES.</th>
<th rowspan="2">TOTAUX.</th>
<th rowspan="2">DÉCÈS.</th>
<th rowspan="2">TOTAUX</th>
<th rowspan="2">MARIAGES</th>
</tr>
<tr>
<th>Enfants légitimes.</th>
<th>Enfants naturels.</th>
</tr>
<tr>
<td>1837</td>
<td>Garç. { 195
Filles { 233</td>
<td>Garç. { 24
Filles { 25</td>
<td>477</td>
<td>Hom. { Garçons. 119
Hom. mar. ou veufs. 117
Morts-nés. »»
Fem. { Filles. 142
Fem. mar. ou veuves. 144
Mortes-nées. »»</td>
<td>522</td>
<td>138</td>
</tr>
<tr>
<td>1838</td>
<td>Garç. { 212
Filles { 215</td>
<td>Garç. { 22
Filles { 19</td>
<td>468</td>
<td>Hom. { Garçons. 118
Hom. mar. ou veufs. 90
Morts-nés. 22
Fem. { Filles. 122
Fem. mar. ou veuves. 130
Mortes-nées. 10</td>
<td>492</td>
<td>121</td>
</tr>
<tr>
<td>1839</td>
<td>Garç. { 202
Filles { 215</td>
<td>Garç. { 33
Filles { 18</td>
<td>468</td>
<td>Hom. { Garçons. 142
Hom. mar. ou veufs. 84
Morts-nés. 15
Fem. { Filles. 151
Fem. mar. ou veuves. 88
Mortes-nées. 14</td>
<td>494</td>
<td>131</td>
</tr>
</table>

ANNÉES.	NAISSANCES.		TOTAUX.	DÉCÈS.		TOTAUX.	MARIAGES.
	Enfants légitimes.	Enfants naturels.					
1840	Garç. 216 / Filles 191	Garc. 19 / Filles 16	442	Hom. { Garçons. 154 / Hom. mar. ou veufs. 88 / Morts-nés. 18 — Fem. { Filles. 137 / Fem. mar. ou veuves. 115 / Mortes-nées. 9		521	143
1841	Garç. 201 / Filles 221	Garc. 25 / Filles 13	460	Hom. { Garçons. 194 / Hom. mar. ou veufs. 98 / Morts-nés. 20 — Fem. { Filles. 172 / Fem. mar. ou veuves. 108 / Mortes-nées. 17		609	137
1842	Garç. 215 / Filles 178	Garc. 16 / Filles 21	430	Hom. { Garçons. 124 / Hom. mar. ou veufs. 128 / Morts-nés. 19 — Fem. { Filles 110 / Fem. mar. ou veuves. 111 / Mortes-nées· 4		496	146
1843	Garç. 228 / Filles 196	Garc. 21 / Filles 16	461	Hom. { Garçons. 142 / Hom. mar. ou veufs. 95 / Morts-nés. 16 — Fem. { Filles. 101 / Fem. mar. ou veuves. 102 / Mortes-nées. 12		468	137
1844	Garç. 205 / Filles 237	Garc. 22 / Filles 20	484	Hom. { Garçons. 136 / Hom. mar. ou veufs. 101. / Morts-nés. 15 — Fem. { Fi'les. 134 / Fem. mar. ou veuves. 108 / Mortes-nées. 15		509	129
1845	Garç. 222 / Filles 192	Garc. 12 / Filles 23	449	Hom. { Garçons. 107 / Hom. mar. ou veufs. 111 / Morts-nés. 17 — Fem. { Filles. 133 / Fem. mar. ou veuves. 83 / Mortes-nées. 10		461	119

ANNÉES.	NAISSANCES.		TOTAUX.	DÉCÈS.		TOTAUX.	MARIAGES.
	Enfants légitimes.	Enfants naturels.					
1846	Garç. 195 Filles 196	Garç. 21 Filles 17	429	Hom. { Garçons. 104 / Hom. mar. ou veufs 101 / Morts-nés. 13 } Fem. { Filles. 127 / Fem. mar. ou veuves. 116 / Mortes-nées. 14 }		475	138
1847	Garç. 221 Filles 185	Garç. 22 Filles 19	447	Hom. { Garçons. 96 / Hom. mar. ou veufs. 102 / Morts-nés. 22 } Fem. { Filles. 111 / Fem. mar. ou veuves. 116 / Mortes-nées. 17 }		464	148
1848	Garç. 219 Filles 214	Garç. 29 Filles 22	484	Hom. { Garçons. 109 / Hom. mar. ou veufs. 104 / Morts-nés. 12 } Fem. { Filles. 106 / Fem. mar. ou veuves. 134 / Mortes-nées. 13 }		478	146
1849	Garç. 244 Filles 212	Garç. 21 Filles 23	500	Hom. { Garçons. 224 / Hom. mar. ou veufs. 192 / Morts-nés. 20 } Fem. { Filles. 245 / Fem. mar. ou veuves. 246 / Mortes-nées. 17 }		944	149
1850	Garç. 222 Filles 207	Garç. 17 Filles 14	460	Hom. { Garçons. 93 / Hom mar. ou veufs. 94 / Morts-nés. 21 } Fem. { Filles. 102 / Fem. mar. ou veuves. 110 / Mortes-nées. 11 }		431	161
1851	Garç. 226 Filles 236	Garç. 24 Filles 28	514	Hom. { Garçons. 121 / Hom. mar. ou veufs 90 / Morts-nés. 24 } Fem. { Filles. 99 / Fem. mar. ou veuves. 111 / Mortes-nées. 20 }		465	161

ANNÉES.	NAISSANCES.		TOTAUX.	DÉCÈS.			TOTAUX.	MARIAGES
	Enfants légitimes.	Enfants naturels.						
1852	Garç. 213 Filles 205	Garç. 14 Filles 30	462	Hom.	Garçons. Hom. mar. ou veufs. Morts-nés.	154 104 17	579	159
				Fem.	Filles. Fem. mar. ou veuves. Mortes-nées.	162 131 11		
1853	Garç. 211 Filles 187	Garç. 23 Filles 26	447	Hom.	Garçons. Hom. mar. ou veufs. Morts-nés.	119 95 27	488	124
				Fem.	Filles. Fem. mar. ou veuves. Mortes-nées.	115 123 9		
1854	Garç. 197 Filles 239	Garç. 35 Filles 35	506	Hom.	Garçons. Hom. mar. ou veufs. Morts-nés.	155 107 14	597	130
				Fem.	Filles. Fem. mar. ou veuves. Mortes-nées.	166 149 6		
1855	Garç. 211 Filles 174	Garç. 24 Filles 25	434	Hom.	Garçons. Hom. mar. ou veufs. Morts-nés.	204 94 20	627	131
				Fem.	Filles. Fem. mar. ou veuves. Mortes-nées.	180 118 11		
1856	Garç. 214 Filles 197	Garç. 22 Filles 29	462	Hom.	Garçons. Hom. mar. ou veufs. Morts-nés.	109 83 4	423	142
				Fem.	Filles. Fem. mar. ou veuves. Mortes-nées.	110 109 8		

La récapitulation du nombre total des naissances qui ont eu lieu à Abbeville de 1837 à 1856 avec indication de la différence du chiffre des naissances du sexe masculin et de celle du féminin, a donné :

Sexe masculin.	Sexe féminin.	Totaux.	Excédant des naissances du sexe masculin.
4,712	4,572	9,284	140

Celle du nombre total des décès qui ont eu lieu durant le même laps de temps avec indication de la différence du nombre des décès du sexe masculin et de ceux du féminin, a produit :

Sexe masculin.	Sexe féminin.	Totaux.	Excédant des décès du sexe féminin.
5,158	5,405	10,543	267

C'est comme l'a dit Buffon, vers la fin de l'hiver et au printemps que les hommes comme les plantes périssent en plus grand nombre, aussi voyons-nous le chiffre de la mortalité s'élever en janvier, février, mars, avril et mai, descendre en juillet, août, septembre, octobre, novembre, atteindre son plus grand maximum en mars, avril, mai et juin, et son plus grand minimum en juillet et août.

Enfin, la différence du nombre des décès et des naissances de l'un et de l'autre sexe a été de 1259 décès

Nos calculs relatifs à la population, basés sur les registres de l'état civil et sur les états de recensement que nous avons soumis à un examen spécial, nous ont démontré qu'il nait annuellement à Abbeville 235 garçons et 224 filles ou 459 enfants des deux sexes, ce qui fait 53 garçons pour 52 filles ; et qu'il meurt 250 individus du sexe masculin et 270 du sexe féminin, en tout 527 décés, ce qui fait 21 femmes pour 20 hommes. Quant aux mariages, on en compte 157 par an et 5 enfants légitimes par mariage. Le rapport des naissances à la population calculé pendant une période de vingt ans est 1 sur 58, résultat qui se rapproche beaucoup de ce qu'on rencontre dans tout le reste de la France, où le rapport des naissances à la population est 1 sur 56 7/10, dans la période de 1845 à 1849.

De 1837 à 1856, le nombre total des naissances légitimes a été 8599 ; celui des enfants illégitimes s'est élevé à 885. Exposé en d'autres termes plus faciles à saisir, ce rapport se traduit par un peu moins d'une naissance naturelle sur dix naissances légitimes.

Après nous être livré à des recherches statistiques sur la mortalité, dans les faubourgs et les différents quartiers, de la ville par rapport au chiffre de la population de chacun d'eux il nous a été facile de nous convaincre que les quartiers dans lesquels la mortalité a été la moindre, ont été ceux occupés en majeure partie par les habitants aisés tandis que ceux où elle a été la plus élevée sont habités en grande partie par la classe ouvrière. Les résultats obtenus par M. M. Paillard et Brion viennent confirmer en tout point nos recherches. Divisant la population en trois catégories formées, 1° par les rues pauvres, 2° par les rues riches ; 3° par les faubourgs, ce classement leur a permis de saisir l'influence de la misère ou de l'aisance sur le nombre des décès et des naissances. Ces auteurs ont trouvé qu'il naît un enfant sur 28 habitants des faubourgs, un sur 30 pour les rues pauvres, et un seulement sur 47 pour les rues riches; que d'un autre côté il meurt un pauvre sur 25 habitants, un habitant des faubourgs sur 56 et seulement un riche sur 46.

La mortalité considérée relativement aux âges, présente les résultats indiqués ci-après : Dans la première année de la vie, qu'on peut appeler avec raison l'année fatale, il meurt à Abbeville un peu moins de un sur quatre mais un peu plus de un sur cinq. Cette époque est plus dangereuse pour les garçons que pour les filles. On trouve aussi parmi les morts-nés plus des premiers que des seconds. La vie de l'enfant est fort chancelante jusqu'à l'âge de 3 ou 5 ans, mais elle se raffermit dans les 4 ou 5 années suivantes et de 10 à 15 ans, la ténacité de la vie parait encore plus grande. La mortalité diminue considérablement de 18 à 25. Les chances de la vie augmentent encore de 25 à 45 pour diminuer ensuite.

Si l'on considère l'influence de la mortalité aux différents âges et dans les diverses classes de la société, cette appréciation des décès sous ce point de vue nous fait voir que dans les cinq premières années de la vie, il meurt la moitié des enfants dans les quartiers pauvres ou 10 sur 20, tandis que ce nombre n'est que 10 sur 36 dans les quartiers riches.

« La mortalité en France, dit Villermé (1), et par conséquent la durée de la vie est très différente dans l'aisance et dans la pauvreté. Cette différence que plusieurs ont admise, beaucoup plus par sentiment que par des faits, et de l'étendue de la mesure de laquelle on n'avait aucune idée, est telle que, pour les grandes populations du territoire français prises en masse, il ne meurt par chaque année ordinaire, terme moyen, de celles où l'on est le plus généralement à l'aise et heureux (comme dans les départements du Calvados, de l'Orne et de la Sarthe) que un individu sur 50, tandis qu'il en meurt un sur 24 des habitants du 12ᵉ arrondissement de Paris.

M. Vilermé ajoute un peu plus loin : « J'ai exposé les faits, qu'il me soit permis d'ajouter quelques mots sur les causes qui les déterminent. La personne qui est bien logée, bien vêtue, bien nourrie, qui ne fait pas de travail forcé, qui possède de quoi satisfaire tous les besoins réels ou que le corps ne patit point, se trouve dans les circonstances les plus favorables à la santé et conséquemment à la longévité ; telle est la position heureuse des familles riches ou de celles qui jouissent seulement de la simple aisance de fortune et c'est par des circonstances tout à fait contraires que le pauvre perd et la santé et la vie. »

Toutes les recherches des médecins viennent confirmer cette grande loi découverte par les travaux statistiques que l'aisance ou la misère ont l'action la plus évidente sur la mortalité. Elle est en effet rendue incontestable :

1° Par les recherches de M. Villermé à l'aide desquelles il a constaté que, sur 10,000 individus appartenant aux dé-

---

(1) Mémoire sur la mortalité en France dans la classe aisée et dans la classe indigente publié dans les *Mémoires de l'Académie de médecine*, année 1828, t. 1, page 51.

partements riches il en reste à 60 ans 3127 ; tandis que sur
le même nombre dans ceux pauvres, la mort n'en à laissé
à ce même âge que 2196, comme il le fait voir dans le tableau
ci-après :

RESTE DE 10,000 INDIVIDUS.	DÉPARTEMENTS RICHES.	DÉPARTEMENTS PAUVRES.
A 60 ans	3,127	2,196
80	697	580
90	82	53
100	1	1

2° Par celles de MM. Benoiston de Chateauneuf en France,
Morgan en Angleterre, Casper à Berlin, qui ont fait voir que
les chances de longévité croissent avec l'aisance ; que le
riche en a deux fois plus de vieillir que le pauvre, que le
laboureur qui dort peu, se nourrit mal, subit les intempéries
de l'air, de rudes fatigues, qui se trouve par conséquent dans
des conditions bien autrement défavorables que les oisifs
héritiers de l'aristocratie d'argent ou nobiliaire ; qu'enfin
la mortalité est en raison des logements non imposés, c'est-
à-dire de la pauvreté.

C'est ainsi que M. Casper, de Berlin, ayant cherché à
réduire en chiffres l'influence de la richesse et de la
pauvreté sur la durée moyenne de la vie, et comparé 1,000
personnes appartenant à des familles de ducs et de princes
que lui a fournies l'*Amanach de Gotha* à 1,000 pauvres de la
ville de Berlin, inscrits parmi ceux qui vivent d'aumônes
et dont les décès ont été dûment constatés, a trouvé que sur
ces deux nombres éxistaient encore :

	RICHES.	PAUVRES.
A l'âge de 5 ans.	943	655
10	938	598
15	911	580
20	886	566
25	852	553

	Riches.	Pauvres.
A l'âge de 30 ans.	796	527
35	753	486
40	693	446
45	624	396
50	557	338
55	464	285
60	398	226
65	318	172
70	235	117
75	139	65
80	57	21
85	29	9
90	15	4
95	1	2
100	0	0

D'où il conclut que les chances de vie sont deux fois plus considérables pour le riche que pour le pauvre, puisqu'à 70 ans il en reste deux fois plus; à 85, trois fois plus; à 90, quatre fois davantage que de malheureux, et que l'âge moyen des premiers s'est élevé à 50 ans et celui des indigents à 32 seulement.

Si maintenant nous cherchons les causes les plus communes qui tendent à faire prédominer ici le chiffre des décès dans la classe indigente, nous les trouverons dans les mauvaises conditions d'hygiène et surtout dans la misère. Les causes les plus ordinaires de cette indigence doivent être attribuées dans beaucoup de cas a l'inconduite et à l'ivrognerie. Les hommes adonnés aux excès de boisson n'ont aucune prévoyance; ils dépensent à mesure qu'ils gagnent et le cabaret absorbe le plus souvent dans quelques jours les gains de toute la semaine. Malheureusement, il faut bien le reconnaître, le nombre des cabaretiers et des débitants d'eau-de-vie devient chaque jour plus considérable; il n'y a pas de petits marchands épiciers qui ne joignent à leur commerce celui des liqueurs spiritueuses, cela vient de ce que, quoique l'eau-de-vie paraisse très-bon marché aux consommateurs, ces débitants gagnent encore centpour cent sur cette marchandise.

Le relevé des quantités d'alcool consommées dans la ville d'Abbeville, pendant l'année 1856, peut donner une idée de la dépense considérable qui se fait chaque année en eau-de-vie.

Relevé des quantités d'alcool consommées dans la ville d'Abbeville pendant l'année 1856.

Quantité d'alcool à 100 degrès.	Degré moyen.	Quantité d'eau-de-vie.	Nombre des petits verres absorbés chaque jour.	Nombre des petits verres absorbés dans l'année.
1,206 h. 65 l.	45	268,144 l.	23,900	10,727,760

Il résulte de ce tableau qu'il se consomme chaque jour à Abbeville pour 1195 fr. d'eau-de-vie, valeur qui représente :

En viande. . . . . . . 919 kilog.
En pain . . . . 4780 id.

Cette somme de 1195 francs suffirait presque pour sustenter de pain et de viande tous les indigents inscrits au bureau de bienfaisance.

Mais si les causes les plus ordinaires de cette indigence peuvent dans certains cas être attribuées à l'ivrognerie et à l'inconduite, il faut bien aussi reconnaître que l'insuffisance des salaires relativement au trop grand nombre d'enfants dont se compose ordinairement la famille de l'artisan, est la première cause de la misère. On s'explique cette insuffisance des ressources, parce que les salaires n'ont pas augmenté dans la même proportion que les choses les plus nécessaires de la vie. Les loyers, les vivres sont devenus beaucoup plus chers, les besoins se sont aussi accrus. Pour mieux faire comprendre toute l'importance de ce que nous venons d'avancer, nous allons donner ci-dessous les salaires des ouvriers des diverses industries et professions, par semaine de six jours de travail, en prenant pour tous un salaire moyen qui est celui du plus grand nombre.

TABLEAU DES SALAIRES (par semaine).

Couvreurs.		
Menuisiers.		
Charpentiers.		
Serruriers en bâtiments.	12	à 15 fr.
Peintres.		
Plafonneurs.		
Maçons.		
Tisserands de la manufacture de draps.	14	à 18 fr.
Fileurs.	15	à 20
Presseurs.	10 50	à 13
Cylindreurs.	10 50	à 15
Cardeurs.	12	à 15
Tondeurs.	8	à 11
Teinturiers.	10	à 11
Tanneurs.	10 50	à 12
Cordonniers.	10	à 13 et plus.
Tailleurs.	12	à 14
Ferblantiers.	10	à 12 50
Chaudronniers.	10	à 12
Cordiers.	11	à 12
Jardiniers.	9	à 10
Ebénistes.	9	à 12
Charrons.	11	à 12
Bourreliers.	9	à 10
Serruriers en voitures.	15	à 18 et plus.
Selliers.	12	à 16
Journaliers.	9	à 10
Terrassiers.	8	à 9
Portefaix.	8	à 9
Charpentiers de marine.	15	à 16
Marbriers.	12	à 14
Ouvriers de la manufacture de tapis (tisserands).	16	à 18 et plus.

Note: les huit premières professions sont accolées par une accolade portant la mention : « Ces ouvriers travaillent à raison de 20 c. p. heure ».

Hommes de peine de la manufacture. 9   à 10 fr.
Fileurs de lin.   10   à 12
Blanchisseurs.   10 50 à 12

A côté de ce tableau des salaires, nous devons placer celui des dépenses ordinaires par semaine d'une famille d'ouvriers, et nous choisirons un ménage de quatre personnes, père, mère, et deux enfants.

TABLEAU.

Cinq pains de quatre kilog. à un franc (pr. ordinaire) 5 fr.		»»
Pommes de terre et autres légumes. 1		»»
Beurre, sel et autres mêmes légumes . . . . »		75
Lait 1		20
Savon . . . . »		40
Combustibles, tourbes . . . . { en hiver. / en été. } »		85
Eclairage, huile . . . . { en hiver. / en été. } »		50
Loyer. 1		50
Viande 1		20
	12	40

Quand il reste si peu de chose pour l'habillement et les autres dépenses non indiquées au tableau, il est bien difficile, qnand la famille augmente, ou bien encore quand arrivent les évènements malheureux dont peu de ménages sont exempts, de ne point réduire l'alimentation et de ne point tomber dans une gêne souvent voisine de la misère, lorsque la femme ne peut augmenter par son travail les ressources de la famille.

La famille de l'ouvrier n'a donc pas toujours à sa disposition une alimentation aussi réparatrice qu'elle en aurait besoin. On comprend, dès lors qu'une nourriture, quoique suffisante, en apparence sous le rapport de la quantité, mais défectueuse par la qualité peu nutritive des substances qui en font la base ordinaire, devienne un élément d'une importance réelle dans la pathogénie, et que les causes déterminantes des maladies puissent agir avec plus d'énergie sur ces hommes affaiblis par le travail et les privations que sur ceux qui sont bien nourris et placés dans de bonnes conditions hygiéniques.

Les médecins de tous les âges n'ont point méconnu la puissante influence de l'alimentation sur la production des maladies et sur la mortalité ; l'un d'eux, Frédéric Hoffmann, a longuement insisté dans ses écrits sur ce grave sujet (1).

C'est surtout pour les enfants à la mamelle qu'une vigilance continuelle est indispensable pour s'assurer qu'ils n'éprouvent point les funestes effets d'une alimentation insuffisante. Le professeur Natalis Guillot a commencé sur cet important sujet des études très intéressantes ; il a déterminé par des pesées, avant et après chaque tétée, la quantité introduite dans l'économie ; il a montré combien elle était plus élevée qu'on ne le pensait généralement ; il a prouvé toute l'importance des pesées servant à constater un accroissement régulier et donnant un *criterium* précieux pour connaître si l'alimentation de l'enfance est ou n'est pas suffisante (2). L'enfant né d'une mère affaiblie par les travaux, et déjà débile en naissant ne tarde pas à ressentir les funestes effets de l'alimentation insuffisante et à succomber s'il ne trouve pas un lait de bonne qualité chez sa nourrice. Parcourez les tableaux de la mortalité que nous avons dressés et vous y verrez figurer chaque année un grand nombre de décès par faiblesse de naissance ou bien encore par entérite ou ramollissement de l'estomac, maladies qui reconnaissent toutes pour cause une mauvaise alimentation.

Dans les recherches sur l'état hygiénique d'un pays on a coutume, et avec raison, de faire entrer les opérations des

---

(1) *De inediæ noxa atque utilitate*, F. Hoffmani Operum omnium, physico-medicorum supplementum secundum. Genevæ, 1753, p. 259.

(2) *Union médicale*, tome VI, nᵒˢ 15 et 16.

conseils de révision , non comme moyen exact d'appréciation, mais comme document d'une certaine valeur. Nous avons fait le dépouillement des registres de conscription pour les deux cantons d'Abbeville et nous n'avons considéré que les jeunes gens qui appartiennent à la ville (intrà-muros et faubourgs) à l'exclusion des jeunes gens des communes qui font partie du contingent de chacun des deux cantons , mais qui ne sont pas d'Abbeville, de cette manière nous avons évité de mettre ensemble les jeunes gens de la ville et ceux de la campagne, ce qui eut pu influer sur le résultat final. Pour rendre facile la comparaison d'une année à une autre, nous avons comparé tous les réformés à un même nombre, 100 de jeunes gens pris pour bons dans le contingent. Nous avons suivi dans ce travail les deux divisions naturelles d'Abbeville en cantons nord-est et en canton sud, et, pour avoir le chiffre de la ville entière, nous avons pris la moyenne des deux cantons. Il résulte de nos recherches , faites pour une période de 25 années , que le canton sud , principalement habité par la classe ouvrière , et par conséquent la moins aisée , fournit moins d'hommes propres au service militaire que le canton nord , puisque pour 100 jeunes gens bons 95 sont réformés dans le canton nord et 116 dans le canton sud ; le canton sud est précisément celui où il y a le plus d'ouvriers et le moins d'aisance. Pour la ville le nombre 106 marque que le nombre des réformés l'emporte un peu sur celui des valides. Mais si l'on remarque que parmi les jeunes gens reformés pour défaut de taille et parmi ceux qui le sont pour absence ou mauvais état des dents, pour pieds-plats ou pour d'autres défauts de conformation qui n'altèrent pas en général la santé, on reconnaîtra que le nombre des jeunes gens valides excède le nombre de de ceux qui ont un mauvais tempérament (1).

(1) Manuscrit de MM. Brion et Paillart.

CHAPITRE II.

Caisse d'épargne. — Hospice des malades. — Hospice des pauvres.
Etablissements et sociétés de bienfaisance.

Les nombreux établissements de bienfaisance honorent infiniment la ville et laissent peu de chose à désirer sous ce rapport. Nous allons essayer de tracer un rapide aperçu de ces
différents établissements.

Parmi les nombreuses institutions philanthropiques que la
ville possède, nous citerons :

1° Une caisse d'épargne, fondée en juillet 1835, laquelle a
acquis un grand développement, puisque le nombre des
comptes ouverts aux déposants a atteint le chiffre de 3,855, et
le total des sommes déposées celui de 1,411,265 fr. 39 c.
Cette somme se répartit entre les habitants de la ville, des faubourgs et des campagnes dans les proportions suivantes (1) :

Déposants de la ville. . . . . . . 535,055 f. 95 c.
   Id.   des faubourgs 102,642 67
   Id.   de la campagne 773,557 77

Le tableau ci-dessous fait connaître la profession des déposants, ainsi que le montant des dépôts correspondant à cha-
cune d'elles.

PROFESSIONS.	SOLDES AU 31 DÉCEMBRE 1856.
Ouvriers.	419,443 f. 99 c.
Artisans.	394,409 29
Domestiques.	241,684 17
Employés	62,984 07
Militaires et marins . .	27,889 73
Professions libérales. .	20,587 50
Rentiers.	81,906 34
Mineurs.	162,359 77
Totaux . . .	1,411,265 f. 39 c.

(1) Rapport de M. Manessier, sous-préfet, au Conseil d'arrondissement (session 1857), p. 14.

2° Un hôpital civil et militaire (1).

L'Hôtel-Dieu d'Abbeville, dont la fondation remonte à 1158, est desservi par des sœurs de l'ordre de Saint-Augustin. Le service sanitaire, confié aux soins de deux docteurs titulaires et de deux docteurs-adjoints, est divisé en service médical et chirurgical. Un aumônier est spécialement attaché à l'établissement. Le nombre des employés religieux et servants, s'élève à trente, et se compose de vingt religieuses, dont quatre reposantes, cinq préposés au service de santé et cinq employés à divers services. Le tableau ci-après indique le nombre des salles et des lits et la catégorie des malades reçus à l'Hôtel-Dieu.

DÉTAIL DES SALLES DES MALADES.

DÉSIGNATION des SALLES.	NOMBRE des lits par SALLES	SEXE.	CATÉGORIE des MALADES.
Salle St.-Nicolas. .	30	Hommes.	Fiévreux et blessés.
— St.-Louis . .	30	Militaires.	Id.
— St.-Augustin.	14	id.	Vénériens.
— St.-Augustin.	14	Hommes.	Id.
— Ste.-Marthe .	30	Femmes.	Fiévreuses et blessées.
— St.-Roch . .	16	id.	Id.
— —	6	id.	Vénériennes.
Prison	{ 3	Hommes.	
	{ 3	Femmes.	
Cabanons	3	Hom. et fem.	
	149		

» Sur les 149 lits exclusivement destinés aux malades, on en compte en moyenne 90 occupés par les indigents et 40 occupés par des malades tant militaires que détenus et aliénés dont les frais de séjour sont remboursés à l'établissement.

(1) Hospices d'Abbeville. Exercice 1854. Compte-rendu de M. Fréville, économe des Hospices.

Aux termes de l'arrêté du 24 thermidor an VIII, lorsqu'il n'existe pas d'hôpital militaire dans une commune, les militaires malades sont reçus dans les hospices civils, mais le service imposé à ces établissements dans l'intérêt de l'administration de la guerre n'est point gratuit ; autrement on détournerait de sa destination le patrimoine du pauvre, qui se compose de fondations particulières destinées à secourir uniquement les malades de la localité. Le prix de la journée militaire à l'hôpital d'Abbeville a été fixé à 1 fr. 10 c. par décision ministérielle du 5 octobre 1831 ; étant devenu insuffisant en raison de l'élévation du prix des objets de consommation, la commission a demandé que le prix de la journée militaire fut porté à 1 fr. 30 c. » (M. Fréville, l. c.)

Les salles destinées aux malades, garnies de lits en fer assez espacés, sont d'une propreté remarquable ; les conditions d'aération et de ventilation nous ont paru convenablement ménagées ; ces conditions sont d'autant plus essentielles qu'il est généralement reconnu que le défaut de ventilation et la stagnation des émanations, qu'exhalent les malades dans les hôpitaux où on les a négligées, en font périr un aussi grand nombre que les maladies pour lesquelles ils viennent y chercher des secours.

Le mouvement des entrées a été en 1854 de 1274 ; sur ce nombre on compte 469 militaires et 805 habitants de la ville (359 femmes et 446 hommes). Si l'on compare, dit M. Freville, le chiffre 805 au nombre total de la population de la ville, qui est de 19,158 habitants, le nombre des malades reçus se trouve être dans la proportion de un malade sur 25,80 habitants. Le nombre des décès ayant été de 102 sur 1407 malades traités dans l'année (compris les 133 restant au 1er janvier 1854), la mortalité a été dans la proportion de un décès sur 13,79 malades.

Nous donnons, dans le tableau ci-après, un état comparatif du mouvement de la population et de la mortalité pendant les années 1853 et 1854.

ÉTAT COMPARATIF

du mouvement de la population, de la mortalité et de la dépense.

Année 1854 comparée à l'année 1853.

ANNÉES.	MONTANT de LA DÉPENSE.		NOMBRE D'INDIVIDUS traités pendant l'année.			DÉPENSE moyenne de la JOURNÉE.		RÉSULTAT de la mortalité.			MOYENNE des décès.			
			MALADES civils.	militaires.	TOTAL			MALADES civils.	militaires	Total.	Malades civils. Un sur		Malades militaires. Un sur	
1853	52,422	40	895	384	1279	1	45	73	»»	73	12	26	»»	»»
1854	49,067	95	906	501	1407	1	48	94	8	102	9	63	62	62

3° Hospice des pauvres.

« Louis XV, par lettres-patentes du mois d'Avril 1727,
« autorisa l'établissement de l'*Hôpital-Général*, sous les noms
« de Saint-Etienne et de Saint-Bernard; il concéda à cet
« effet l'emplacement des jardins de l'Arc et de l'Arquebuse.

82

« *L'Hôpital-Général* prit plus tard le nom d'*Hospice des*
« *pauvres*, en exécution de l'instruction ministérielle du 31
« janvier 1840, qui fixa la dénomination de chacun des éta-
« blissements hospitaliers et leur destination distincte.

« Cet établissement, qui est desservi par des sœurs de l'ordre
« de Saint-Vincent-de-Paul, est situé près du glacis du rem-
« part, en face du Champ-de-Mars ; il est vaste et salubre,
« d'une construction solide et régulière, et dans une position
« agréable entre cour et jardin. Le choléra n'y a point pénétré
« dans les trois invasions qu'il fit à Abbeville en 1832, en
« 1849 et en 1854.

« Toutefois, les bâtiments sont trop exigus pour la popu-
« lation qu'ils renferment aujourd'hui. La commission attend,
« pour se mettre à l'œuvre, l'extinction d'un usufruit qui
« doit mettre l'hospice en possession d'un legs de 100,000 fr.
« au moins. Le service de santé est confié aux soins d'un mé-
« decin titulaire et d'un médecin-adjoint. Une commission
« administrative, composée de six membres, présidée par
« le maire de la ville, est chargée de la direction des deux
« hospices. » (M. Fréville, loc. cit.)

On trouvera dans le tableau ci-joint un état de la population, de la mortalité et de la dépense pendant les années 1853
et 1854.

ANNÉES.	MONTANT de la DÉPENSE.		POPULATION moyenne.				DÉPENSE moyenne de la JOURNÉE.		RÉSULTAT de la mortalité.			MOYENNE des décès.			
			Vieillards.		Enfants.				Vieillards.	Enfants.	Total.	Vieillards.		Enfants.	
1853	55,364	13	124	11	57	98	»	83	17	6	23	8	59	26	16
1854	53,533	12	124	60	61	50	»	79	21	11	32	7	05	16	45

4° Un bureau de bienfaisance ; 5° trois salles d'asile fréquentées par trois ou quatre cents enfants des deux sexes ; 6° la Consolation, société de bienfaisance, fondée par la charité particulière, destinée à donner des aliments aux personnes malades ou incapables de travailler, et destinée également à venir en aide aux femmes en couches, par des secours en argent et en nature ; 7° la Société dite de Marie, œuvre crée par la bienfaisance particulière, ayant pour but de patroner les jeunes filles pauvres et de leur donner une profession ; 8° l'œuvre de St-Vincent-de-Paul, due également à la charité particulière, pour l'éducation et le patronage des jeunes apprentis ; 9° Une caisse de secours mutuels, fondée en 1855 par la bienfaisance particulière, ayant pour objet d'assurer, moyennant une légère rétribution, payée mensuellement par chaque sociétaire, des secours aux malades et de subvenir aux nécessités de leur famille, lorsqu'à la suite d'une incapacité de travail causée par la maladie, ils cessent de gagner le pain quotidien ; 10° Plusieurs écoles pour l'éducation des petites filles pauvres, desservies par les religieuses de la Providence, et subventionnées par la commune ; 11° cinq écoles principales primaires, dont trois tenues par les Frères de la doctrine chrétienne, la quatrième située au faubourg Thuison, et la cinquième, faubourg Rouvroy, sont dirigées par des instituteurs primaires ; 12° une école municipale d'enseignement mutuel ; 13° une école publique et gratuite de musique et de dessin ; 14° un cours public et gratuit de chimie.

TROISIÈME PARTIE.

Statistique des maladies considérées comme cause de décès. — Mortalité selon l'âge, le sexe, les mois. — Maladies les plus fréquentes. — Maladies observées sous forme épidémique.

- Avant de nous occuper des maladies qui règnent le plus ordinairement dans notre contrée, nous avons dû compter avec la mort afin d'établir par des chiffres les causes les plus communes de la mortalité. On trouvera dans les tableaux ci-après le résultat du dépouillement de 18,296 certificats de décès délivrés de 1818 à 1842 et de 1846 à 1856.

TABLEAU

des causes de décès pendant une période de vingt-quatre ans (1).

CAUSES.	12 ans. 1818-1830 moins 1821.	12 ans. 1830-1842
Fièvres — Ataxique	38	14
Adynamique	36	36
Bilieuse	15	2
Maligne	65	8
Putride	52	28
Muqueuse	8	12
Typhoïde	10	31
Intermittente	18	1
Pernicieuse	8	8
Léthargique	15	1
Inflammatoire	11	2
Nerveuse	17	25
Rebelle	4	»
Vermineuse	72	45
Fièvres éruptives — Variole	6	114
Rougeole	103	149
Scarlatine	10	94
Suette	14	5

(1) Manuscrit de MM. Paillart et Brion.

CAUSES.	12 ans. 1818-1850 moins 1821.	12 ans. 1830-1842
Maladies virulentes { Anthrax malin	6	2
Pustules malignes.	1	»
Maladies de l'encéphale. { Apoplexie	335	345
Hydrocéphalie	17	16
Ramollissement.	129	1
Fièvre cérébrale	65	191
Méningite	»	6
Encéphalite	»	16
Démence.	11	3
Maladies des organes de la circulation { Maladies du cœur, hypertrophie, dilatation, rétrécissement, etc.	1	6
Anévrismes	16	46
Hydropéricarde.	16	10
Phlébite	1	»
Hémorrhagie	11	8
Hémoptysie	8	21
Maladies des organes de la respiration { Croup	33	153
Hydrothorax empyème	88	113
Angines (de toute nature)	49	17
Catarrhe pulmonaire.	343	331
Pneumonie	251	218
Phthisie pulmonaire	472	494
Maladies des organes de la digestion { Squirre de l'estomac	124	227
Gastrite	39	9
Entérite	210	66
Gastro-entérite.	105	200
Entérite et muguet	21	23
Perforation des intestins.	1	9
Perforation de l'estomac.	1	1
Vomique (*sic*)	12	1
Indigestion	»	4
Hématémèse.	2	6
Hernie étranglée	21	18
Péritonite	28	29
Entero-péritonite	»	6
Hydropisie	200	190
Hépatite	47	98
Gastro-pneumonie (*sic*)	1	1
Dyssenterie	39	15
Ileus	2	3
Diarrhée	51	48
Choléra asiatique	2	469

CAUSES.			12 ans 1818-1838 moins 1821.	12 ans. 1830-1842
Maladies de la vessie.		Gravelle.	3	»
		Catarrhe.	342	343
		Rétention d'urine	9	1
		Cystite	1	2
Maladies des organes génitaux	chez la femme.	Polypes de la matrice	»	1
		Métrite	3	5
		Rupture de la matrice	«	1
	chez l'homme	Sarcocèle.	3	»
Maladies des os.		Rachitis	2	3
		Carie	2	2
		Spina bifida.	9	5
		Mal vertébral.	1	2
		Ostéosarcome	»	1
Maladies du système nerveux.		Asthme	105	154
		Coqueluche	221	82
		Tétanos	3	2
		Paralysie.	129	126
		Epilepsie.	9	18
		Convulsions.	239	169
		Dentition difficile	108	74
		Hypocondrie	3	2
Maladies du système lymphatique.		Scrofules.	133	38
		Carreau	86	101
Maladies articulaires.		Rhumatisme	2	3
		Goutte	8	12
Maladies de la peau		OEdème du tissu cellulaire.	13	8
		Erisypèle	11	4
		Scorbut.	20	11
		Ulcères	18	4
		Teigne	9	21
		Dartres	3	4
Maladies diverses.		Abcès de toute sorte	8	5
		Hydropisie en général.	168	55
		Cancer en général.	84	113
		Dépôt.	27	»
		Adynamie	2	2
		Cachexie.	»	2
		Chlorose.	1	»
		Gangrènes	25	25

CAUSES.	12 ans. 1818-1830 moius 1821.	12 ans. 1830-1842
Jaunisse	5	7
Humeur rentrée (*sic*)	21	»
Langueurs (*sic*)	142	6
Marasme (*sic*)	310	212
Opération de la pierre	1	»
Plaies de l'abdomen	»	1
Autres causes de décès — Splénite	3	»
Syphilis	17	23
Transpiration rentrée (*sic*)	3	»
Suite de couches	29	11
Vieillesse	433	386
Suicides, accidents	118	134
Suffocation sanguine (*sic*)	152	»
Fatigues de voyage (*sic*)	57	16
Maladies chroniques	2	»
Faiblesse de naissance	425	613
Cas non spécifiés	133	«

Le tableau ci-dessus ne présentant pas, dans toutes ses
parties, les documents que nous espérions y trouver, nous
avons fait un nouveau relevé statistique, comprenant une période de dix années, dans l'espoir d'obtenir des renseignements
plus précis.

TABLEAU

des causes de décès pendant une période de dix années,
De 1846 à 1856, moins l'année 1853 (1).

CAUSES.	10 ans. 1846 à 1856.
Fièvres — Typhoïde	204
Puerpérale	21
Intermittente pernicieuse	8

(1) Nous n'avons pu nous procurer aux archives de l'état-civil les
bulletins de décès de l'année 1853.

CAUSES.	10 ans. 1846 à 1856.
Fièvres éruptives. Variole	11
Rougeole	101
Scarlatine.	36
Suette	12
Maladies virulentes. Farcin chronique	1
Hydrophobie	2
Maladies de l'encéphale. Apoplexie.	306
Hydrocéphalie	21
Ramollissement.	60
Méningite.	60
Encéphalite	63
Démence	1
Maladies des organes de la circulation. Maladies du cœur, (hypertrophie, dilatation, etc.	147
Anévrisme (des artères)	23
Rupture du cœur	4
Péricardite	6
Phlébite	5
Hémorrhagie	28
Hémoptysie	5
Maladies des organes de la respiration. Croup	82
Hydrothorax	44
Angines (de toute nature).	39
Catarrhe	347
Catarrhe suffoquant	6
Emphysème	16
Pleurésie	21
Pneumonie	286
Consomption pulmonaire (*sic*)	10
Phthisie laryngée	17
Phthisie pulmonaire	358
Maladies des organes de la digestion. Gastrite aigue	6
Cancer de l'estomac	135
Gastro-entérite	45
Ramollissement de l'estomac.	16
Perforation de l'estomac	9
Hématémèse	7
Entérite	361
Entérite et muguet.	42
Hernie étranglée	10
Volvulus	4
Péritonite.	43

CAUSES.		10 ans. 1846 à 1856.
Maladies des organes de la digestion.	Hydropisie	46
	Maladie du foie.	59
	Dyssenterie	55
	Diarrhée	100
	Choléra { asiatique	396
	sporadique.	4
Maladies des reins	Diabète	3
	Gravelle	7
Maladies de la vessie.	Catarrhe	18
	Inflammation.	4
	Rétention d'urine	13
Maladies des organes génitaux. { chez la femme	Hémorrhagie utérine	3
	Cancer de l'utérus	27
chez l'homme.	Sarcocèle	2
Maladies des seins.	Cancer.	19
Maladies des os	Carie	5
	Nécrose	1
	Ramollissement.	12
	Cancer.	2
	Spina bifisa.	2
	Fractures.	4
	Hydrorachis	2
Maladies du système nerveux.	Asthme.	62
	Tetanos.	2
	Myélite	11
	Paralysie.	55
	Epilepsie.	4
	Coqueluche	26
	Convulsions	137
	Dentition difficile	58
	Spasme de la glotte.	5
Maladies du système lamphatique	Scrofules.	50
	Carreau.	26
Maladies articulaires.	Rhumatisme et goutte.	13
	Amputation	4
	Tumeurs blanches	7
Maladies de la peau	Erisypèle.	23
	OEdème du tissu cellulaire.	19
	Teigne.	6
	Scorbut	8

Causes.	10 ans. 1846 à 1856.
Maladies diverses. — Brulures	27
Infection purulente. . . .	4
Abcès de toute sorte . . .	21
Hydropisie en général . . .	54
Syphilis	9
Cancer en général	26
Delirium tremens	5
Anémie	7
Marasme	30
Diphtérite.	12
Cyanose	3
Autres causes de décès. — Suites de couches	215
Vieillesse	227
Mort accidentelle	127
Faiblesse de naissance . .	368
Morts-nés	258

On ne voit plus figurer dans ce relevé ces dénominations vagues, je dirai même insignifiantes, qui ne sont point acceptables en bonne médecine ; telles que : *maladies chroniques, suffocations sanguines, langueurs, fatigues de voyage,* etc. Les résultats statistiques de ce tableau étant moins erronés **et** méritant plus de confiance, nous les avons mis à profit dans la suite de ce travail, nous réservant toujours de les contrôler par nos propres observations.

Pour procéder avec ordre, nous allons passer successivement en revue :

1° Les fièvres.

2° Les maladies de l'encéphale.

3° Les maladies des yeux.

4° Les maladies des organes de la circulation.

5° Les maladies des organes de la respiration.

6° Les maladies des organes de la digestion.

7° Nous dirons ensuite quelques mots sur les affections scrofuleuses, les névralgies, les rhumatismes, les maladies de la peau, etc., et nous terminerons cet exposé par quelques considérations sur les maladies qui ont régné sous forme épidémique pendant la période décennale de 1846 à 1856.

Fièvre typhoïde.—La fièvre typhoïde, cette grande pyréxie, la même pour le fond, mais si variable au point de vue de ses manifestations symptomatiques, et dans laquelle sont venues se confondre les fièvres inflammatoire, muqueuse, grave, bilieuse, adynamique, putride et ataxique, et bon nombre d'affections appelées jadis cérébrales, règne le plus ordinairement d'une manière sporadique. Le terme moyen de la mortalité causée par cette maladie pendant ces dix dernières années n'est que de 5,65 pour 100 sur le chiffre total des décès. En effet, sur 5,483 décès recueillis dans la période de 1846 à 1856, il n'est mort que 203 malades affectés de fièvre typhoïde.

Cette maladie ne paraît point affecter chez nous de préférence bien marquée pour telle ou telle saison de l'année ; elle se déclare indifféremment pendant les époques tempérées du printemps et de l'automne, les chaleurs de l'été ou les froids de l'hiver. S'il fallait cependant classer les mois suivant le degré de fréquence de la maladie, les mois de janvier, décembre et mars occuperaient le premier rang ; les mois de juillet, d'août et septembre le dernier. Toutefois, nous avons hâte d'ajouter que cette différence est trop peu marquée pour qu'on soit en droit d'en tirer une déduction importante.

Sous le rapport du sexe, les hommes ont été plus souvent atteints que les femmes, ou du moins la maladie a été plus grave chez les premiers. Voici comment la mortalité a été répartie :

Sexe masculin. 111
Sexe féminin 93

Total. 204

La mortalité a présenté en outre des différences notables suivant les âges ; on pourra s'en convaincre en jetant les yeux sur le tableau suivant :

Age.	Nombre des morts.
De 5 à 15 ans.	28
15 à 25	49
25 à 35	51
35 à 45	57
45 à 55	24
55 à 65	11
De 65 et au-dessus	4
Total. . . .	204

Il résulte de ce tableau que la mortalité est à son maximum de 15 à 35 et qu'elle va ensuite en diminuant, mais non pas dans la même proportion pour chaque période de dix années. De 15 à 25 et de 25 à 35, la mortalité reste à peu près la même ; elle commence à descendre de 35 à 45 et déjà de 45 à 55 elle n'est plus que la moitié de ce qu'elle était dans la période de 25 à 35. Enfin, elle va en s'affaiblissant de plus en plus avec les progrès de l'âge et à partir de 65 le chiffre de la mortalité est tellement faible qu'on peut dire qu'à cet âge la fièvre typhoïde ne se montre qu'exceptionnellement.

Fièvres intermittentes. — M. Boullon, médecin distingué de cette ville, écrivait au commencement de ce siècle (1) qu'il existait à Abbeville une quantité considérable de fièvres intermittentes quotidiennes et quartes, qui se faisaient surtout remarquer par leur ténacité et leur tendance à récidiver. Ces fièvres sont beaucoup moins fréquentes qu'à l'époque où écrivait notre savant confrère. Les écluses de la Somme s'opposant aujourd'hui aux invasions de la marée, les terrains marécageux de nos environs ne sont plus inondés par le flux des grandes marées et ne laissent plus dégager, pendant leur desséchement, les émanations morbifiques qui donnaient nais-

---

(1) *Histoire des maladies observées à Abbeville pendant les années VIII, IX, X et XI de la République française* (Thèse inaug.) An XII. Paris, (1803), page 22.

sance aux fièvres si nombreuses et si tenaces d'autrefois. Des expériences directes ont, depuis longtemps, prouvé d'ailleurs que l'insalubrité de certains marais accessibles à la marée était subordonnée au mélange de l'eau salée avec l'eau douce. Montfalcon (1), dans son *Histoire des marais*, parle de plusieurs villages qui ont également cessé d'être en proie à des fièvres intermittentes à partir du moment où des écluses ou d'autres travaux hydrauliques séparèrent les eaux de la mer des eaux douces. Notre pays a donc gagné sous ce rapport.

Aujourd'hui les fièvres intermittentes, sans être précisément rares, sont beaucoup moins fréquentes et moins rebelles qu'autrefois. Les faubourgs Thuison, Menchecourt, Rouvroy, Bouvaque et la partie basse du faubourg Saint-Gilles, bâtis sur un sol humide et situés aux voisinages des marais, sont plus exposés aux fièvres intermittentes que le faubourg du Bois et la partie la plus élevée du faubourg Saint-Gilles. En ville, on ne rencontre guère cette maladie que dans les quartiers bas et humides.

Ces fièvres se montrent plus fréquemment au printemps et en été, lorsque la chaleur vient à s'élever brusquement après d'abondantes pluies.

Les fièvres intermittentes pernicieuses sont très-rares : on n'en trouve que huit cas dans la période de 1846 à 1856, dix dans la période de 1830 à 1842, et quarante-un cas dans la période de 1818 à 1830 ; total 57 cas pour un relevé de 18296 , ce qui fait un peu plus de trois décès de fièvre intermittente pernicieuse sur mille décès pour autres causes.

FIÈVRES ÉRUPTIVES. — La rougeole et la scarlatine règnent dans ce pays tantôt à l'état sporadique, tantôt à l'état épidémique. Ces maladies, à l'état sporadique, étant le plus ordinairement bénignes ne nous offrent rien de particulier à noter.

---

1 Montfalcon. *Histoire des marais.* page 70.

Lorsque ces maladies affectent la forme épidémique, elles peuvent encore rester bénignes, mais aussi on les voit parfois atteindre un haut degré de gravité, c'est ce que nous avons pu observer en 1852 pour une épidémie de scarlatine, et en 1855 pour une épidémie de rougeole.

VARIOLE. — Grace aux bienfaits de la vaccine, nous n'avons pas occasion de traiter sonvent des cas de variole. Dans la période de 1846 à 1856, nous ne trouvons que onze décès, tandis que dans la période de 1818 à 1832, on a compté 114 décès. On ne peut expliquer cette différence que par la négligence que l'on aura mise à surveiller les vaccinations pendant cette période. Nous signalerons ici en passant une épidémie de variole qui a sévi en 1852 dans le quartier de cavalerie, et qui est restée heureusement limitée à son premier foyer.

SUETTE. — Onze cas de décès pour suette miliaire ont été observés en 1849 et en 1854, pendant que le choléra sévissait dans notre contrée. La fièvre miliaire se rencontre le plus ordinairement ici dans le cours des maladies à titre d'épiphénomène, comme éruption symptomatique d'une affection plus ou moins grave.

HYDROPHOBIE ET MORVE. — Parmi les maladies virulentes qui ont été signalées comme causes de décès pendant la période de 1846 à 1856, nous ne trouvons que deux cas d'hydrophobie et un seul cas de morve farcineuse chronique.

APOPLEXIE. — Le nombre des apoplexies justifie pleinement l'opinion des auteurs qui, depuis Hippocrate, ont signalé la température froide et humide comme prédisposant à l'apoplexie. Les 186 décès observés en décembre, janvier, février, mars et avril donnent une certaine supériorité pour les saisons d'hiver et de printemps sur les autres époques de l'année. Les hommes sont plus sujets à l'apoplexie que les femmes, ainsi qu'on pourra s'en convaincre en jetant les yeux sur le tableau suivant:

Années.	Hommes.	Femmes.	Totaux.
1846	17	7	24
1847	19	11	30
1848	17	16	33
1849	17	13	30
1850	14	11	5
1851	10	17	27
1852	24	15	39

(L'année 1853 manque aux archives).

1854	18	24	42
1855	12	16	28
1856	13	15	28
	161	145	306

Il est rare de voir cette affection avant l'âge de 40 ans. C'est de 60 à 70 et de 70 à 80 que l'apoplexie se montre le plus ordinairement. Bien que le chiffre des décès au-dessus de 80 ans présente une très-grande différence avec les chiffres des deux périodes décennales antécédentes, on aurait tort d'en conclure que cette maladie s'observe beaucoup moins souvent à cet âge, car il ne faut pas oublier que le nombre des octogénaires n'est nullement en rapport avec celui des personnes qui atteignent la période de 60 à 80 ans. Nous avons consigné ci-dessous le résultat de nos recherches relativement à l'âge.

Age.	Nombre de morts.
De 20 à 30 ans,	0
De 30 à 40	4
De 40 à 50	19
De 50 à 60	39
De 60 à 70	99
De 70 à 80	103
De 80 et au-dessus.	42
Total.	306

Il résulte de ce tableau que le chiffre total 306 donne une

proportion de un peu moins de six décès par apoplexie sur cent décès de toute autre cause.

MÉNINGITE. — Le chiffre des décès pour cause de méningite s'élève à 60 ; sur ce nombre, on compte 33 garçons et 27 filles. Relativement à l'âge, les décès ont été très-inégalement répartis, car les 3/5 ont eu lieu de 0 à 15 ans.

Le diagnostic entre la méningite simple et certains cas de fièvre typhoïde ataxique, étant, comme on le sait, souvent très-difficile à établir, a pu donner lieu à des erreurs. Toutefois, nous ferons remarquer qu'en se plaçant même à ce point de vue, la légère différence qui pourrait en être la conséquence ne modifierait pas sensiblement le résultat que nous avons établi ci-dessus relativement à la fièvre typhoïde.

ENCÉPHALITE. — Sur 63 décès par encéphalite, on trouve :

39 décès ,		de 0 à 5 ans.
7	id.	5 à 10
1	id.	15 à 25
3	id.	25 à 40
13	id.	60 à 78
63		

En considérant l'âge des individus qui sont désignés comme ayant succombé à l'encéphalite, on ne tarde pas à se convaincre que cette désignation est erronée, car l'encéphalite, comme le font remarquer MM. Rilliet et Barthes, qui est fréquente chez le vieillard, rare chez l'adulte et plus rare encore dans les premières années de la vie, a pu être confondue avec la méningite ou l'hydrocéphale aiguë. Ce qui semble donner du poids à cette opinion, c'est que nous avons eu plus souvent l'occasion d'observer l'hydrocéphale aiguë que ne semble l'indiquer le chiffre peu élevé que nous voyons figurer à l'article des causes de décès. Les cas d'encéphalite, observés de 60 à 78 ans, d'ailleurs peu nombreux, ne sont qu'une forme de ramollissement du cerveau.

RAMOLLISSEMENT. — Pour ce qui concerne le ramollissement

du cerveau, nous nous bornerons à dire que cette maladie n'a été observée que depuis l'âge de 49 ans et à faire remarquer que son chiffre ne nous semble pas en rapport avec le chiffre très-élevé des apoplexies.

Maladies des yeux. — Les maladies des yeux les plus communes sont les ophtalmies et les blépharites. Les ophtalmies se manifestent surtout en hiver et au printemps, c'est-à-dire pendant les saisons où dominent les deux éléments, froid et humidité. Nous devons mentionner ici une cause qui donne naissance à ces maladies : nous voulons parler de la fumée de tourbe dont la plupart des habitations ouvrières se trouvent infectées pendant la saison d'hiver. Dans l'été, une ventilation continuelle peut obvier à cet inconvénient, mais dans les jours froids de l'hiver, on comprend qu'il est impossible d'avoir recours à ce moyen. Aussi, chaque fois que l'on pénètre dans ces habitations, est-on désagréablement affecté par une forte odeur de tourbe, et, pour peu qu'on y reste quelque temps, on éprouve aux yeux un picotement assez fort. Ce picotement est en partie dû à la présence de l'acide sulfureux produit par la combustion du sulfure de fer renfermé en plus ou moins grande quantité dans la tourbe. Si quelques individus s'habituent à cette atmosphère viciée, il en est d'autres qui en ressentent les effets, et l'on voit alors apparaître des conjonctivites oculaires et palpébrales ; cette affection ne présente point de gravité, mais elle peut, en se perpétuant, déterminer des conjonctivites et surtout des blépharites chroniques.

Maladies organiques du cœur. — La moyenne annuelle des décès par maladies organiques du cœur (hypertrophie, dilatation, rétrécissements, etc.) est de **14,7**. Ces maladies atteignent leur maximum de 40 à 60 ans.

Si l'on vient à comparer le chiffre assez élevé de la mortalité par maladie organique du cœur avec la fréquence du catarrhe pulmonaire, on serait conduit à penser avec Corvisart que l'influence des maladies aiguës ou chroniques des voies respiratoires peut contribuer au développement des maladies organiques du cœur.

Age.	Nombre de morts.
De 5 à 15 ans.	5
15 à 30	9
30 à 40	15
40 à 50	24
50 à 60	41
60 à 70	55
Et au-dessus de 70	18
	147

Le dépouillement de nos bulletins de décès n'a pu nous fournir aucun renseignement sur l'influence des professions. Pour ce qui regarde le sexe, nous dirons que le sexe féminin a compté plus de victimes que le sexe masculin.

Hommes.	Femmes.
66.	81.

HÉMORRHOÏDES. — Elles sont assez fréquentes parmi les habitants de la ville ; les personnes qui mènent une vie sédentaire y sont plus particulièrement prédisposées.

VARICES. — Nous devons signaler la fréquence des varices chez les ouvriers cordiers que leur industrie condamne chaque jour à rester 12 à 15 heures debout.

CORYSA. — Signalons encore ici, avant de nous occuper des angines, la fréquence du coryza en hiver et au printemps dont il faut chercher la cause dans l'action du froid, de l'humidité et des brouillards.

ANGINES. — Les angines, très-fréquentes chez nous au printemps, et souvent accompagnées d'embarras gastrique, coïncident presque toujours avec les variations de notre atmosphère. Nous en avons observé cette année (1857) un très-grand nombre en mars, en avril et en mai. Ces angines ont été à cette époque souvent précédées ou accompagnées d'oreillons, maladie qui régnait alors sous forme d'épidémie bénigne.

CROUP. — C'est pendant les mois de novembre, décembre, février, mars, et aussi plus particulièrement à l'âge de 18 mois à 5 ans, que le croup paraît être le plus fréquent. Sur nos 82 cas, on compte 57 enfants mâles et 45 enfants du sexe féminin. L'influence du sexe est donc à peu près nulle sur le développement de cette affection.

CATARRHE PULMONAIRE. — Parmi les maladies produites par le froid humide et les vicissitudes de notre atmosphère, le catarrhe pulmonaire et la pneunomie tiennent le premier rang.

Le catarrhe pulmonaire, avec ou sans réaction fébrile, est de toutes les phlegmasies des muqueuses celle qui se manifeste le plus souvent et le plus généralement. Les saisons où l'on observe le plus grand nombre de bronchites sont l'hiver, puis l'automne et le printemps ; cette dernière est féconde en maladies de cette espèce, en raison des variations brusques de la température.

Ordinairement légère dans l'adolescence et dans l'âge mûr, c'est aux deux extrémités de la vie que cette maladie présente plus de gravité. Pour faire apprécier l'influence de l'âge sur la gravité plus ou moins grande du catarrhe pulmonaire, il nous suffira de tracer le tableau suivant :

Sur 547 décès par catarrhe pulmonaire, on compte :

Age.	Décès.
De 0 à 5 ans.	144
5 à 10	45
20 à 50	8
50 à 40	3
40 à 50	4
50 à 60	17
60 à 70	22
70 et au-dessus,	104
Total.	547

Les femmes sont plus exposées que les hommes à contracter cette maladie, puisque nous avons compté 161 hommes et 186 femmes.

PNEUMONIE. — C'est encore à l'action du froid et de l'humidité qu'il faut avoir recours pour expliquer le grand nombre de pneumonies qu'on observe dans ce climat. Relativement à l'influence que les saisons exercent sur le développement de cette maladie, il résulte de nos observations, confirmées d'ailleurs par le relevé statistique ci-dessous, que l'inflammation du poumon s'observe plus fréquemment en avril, mars et janvier qu'à toute autre époque de l'année. Sur un relevé de 286 cas de décès par pneumonie, nous en trouvons :

> 47 en Avril.
> 39 en Mars.
> 57 en Janvier.
> 26 en Décembre.
> 25 en Juin.
> 24 en Mai.
> 22 en Février.
> 21 en Novembre.
> 16 en Juillet.
> 13 en Octobre.
> 9 en Septembre.
> Et 7 en Août.

Total. 286

Comme le chiffre des décès peut difficilement nous faire apprécier la fréquence de la maladie aux différents âges, attendu que cette affection est loin de présenter la même gravité à toutes les périodes de la vie, nous dirons, en nous appuyant sur nos propres observations, que fréquente, mais moins grave de 15 à 45 ans, que dans l'enfance et la vieillesse, la pneumonie se montre très-fréquemment aussi et fait plus de victimes au-dessus de 50 ans et de 0 à 10 ans.

Mortalité suivant les âges.

Age.	Décès.
De 0 à 5 aus,	92
10 à 20	27
20 à 50	19
50 à 40	26
40 à 50	25
50 à 60	51
60 et au-delà,	68
	286

Quant au sexe, nous dirons que les hommes semblent plus prédisposés à la pneumonie que les femmes ; on compte, en effet, 154 hommes et 152 femmes.

Phthisie. — D'après nos relevés statistiques les décès par phthisie sont répartis ainsi qu'il suit pendant la période de 1846 à 1856.

Années.	Total des décès.	Décès par phthisie pulmonaire.
1846	475	44
1847	464	55
1848	478	55
1849	944	42
1850	451	54
1851	465	50
1852	579	41
1854	597	55
1855	627	29
1856	425	37
	5485	558

(L'année 1853 manque aux archives.)

On voit que dans cette période décennale les décès par phthisie figurent pour un quinzième seulement dans la mortalité générale, et que la maladie a donné lieu à une moyenne annuelle de 55,8, en d'autres termes 7 pour cent décès de toutes causes.

A Paris, la part de la phthisie serait représentée, d'après M. Trébuchet (1), par un peu plus du sixième du nombre total des décès. S'il en est ainsi, on peut dire que notre climat présente relativement un nombre peu considérable de phthisiques.

Nous avons classé dans le tableau ci-dessous les décès d'après les différents mois où ils ont eu lieu, et nous avons trouvé :

Nombre de décès.	Mois.
28	en Janvier.
24	en Février.
26	en Mars.
47	en Avril.
59	en Mai.
27	en Juin.
26	en Juillet.
17	en Août.
55	en Septembre.
50	en Octobre.
28	en Novembre.
51	en Décembre.

Total. 558

On voit que le maximum des décès correspond au mois d'avril et le minimum au mois d'août.

En groupant les mois par saisons, on trouve un maximum très-prononcé au printemps et un minimum non moins remarquable pendant la saison d'été.

Décembre, Janvier, Février.	82
Mars, Avril, Mai,	113
Juin, Juillet, Août.	66
Octobre, Novembre, Décembre.	97
	558

(1) Trébuchet, *Statistique des décès de la ville de Paris.* dans *Ann. d'Hyg. publ.* tom. XLII, LXIII, LXIV, XLVI, XLVIII.

Les enfants sont moins fréquemment atteints de phthisie que les adultes et même moins que les vieillards. La mortalité déterminée par cette maladie atteint son maximum de 15 à 40 ans. On trouvera ci-dessous la preuve de ce que nous avançons.

Age.	Décès.
De 0 à 5 ans,	2
5 à 10	5
10 à 15	27
15 à 20	56
20 à 25	58
25 à 30	45
30 à 35	34
35 à 40	58
40 à 45	27
45 à 50	19
50 à 55	14
55 à 60	17
60 à 65	10
65 et au-dessus,	6
Total.	558

Si nous ne pouvons rien dire de positif relativement aux professions qui sont indiquées le plus souvent sur les bulletins de décès par le seul titre de journaliers ou d'ouvriers, nous pouvons du moins avancer que les 6/7 des décès appartiennent à la classe ouvrière. Le séjour dans une habitation étroite, humide, malsaine, une mauvaise alimentation, des vêtements insuffisants ou non appropriés aux saisons, sont autant de circonstances qui favorisent le développement de la phthisie.

Le nombre relativement peu élevé des décès pour cause de phthisie dans ce climat semble infirmer l'opinion des auteurs qui s'accordent généralement à faire jouer un rôle important à la température froide, ainsi qu'aux variations brusques de la température sur le développement des tubercules. On ne saurait invoquer ici les erreurs qui ont pu se glisser dans la constatation des décès, car la marche et les symptômes de la maladie qui nous occupe permettent d'en établir facilement le diagnostic.

Les faits ci-dessus ne sont pas plus favorables à ceux qui admettent avec Broussais que l'inflammation des voies respiratoires est un des agents les plus puissants de tuberculisation. La phthisie, comme on a pu en juger, n'est nullement en rapport avec la grande fréquence des inflammations des bronches et du poumon. M. Louis a, du reste, objecté depuis longtemps avec raison que la pneumonie se développe surtout à la base du poumon, qu'elle est habituellement simple, tandis que la tuberculisation siége surtout au sommet et affecte ordinairement les deux poumons.

Mais si la température froide et humide et les variations atmosphériques ne doivent pas être considérées comme causes premières de phthisie, on ne peut s'empêcher de reconnaître que ces causes exercent une grande influence sur la marche de la phthisie déjà existante. Le climat influe alors sur le développement des tubercules en provoquant de fréquentes phlegmasies des voies respiratoires. Nous avons remarqué de plus que chez les phthisiques étrangers au pays et qui viennent par hasard s'y fixer, la phthisie parcourt très-rapidement ses périodes. Nous avons en ce moment sous les yeux deux malades nouvellement arrivés dans ce pays, chez lesquels les progrès rapides de la phthsie démontrent ce que nous avançons.

Carie dentaire. — La carie dentaire est une affection tellement commune ici qu'il faut l'inscrire au nombre des maladies endémiques. L'humidité du sol, la température froide et humide et les nombreuses fluxions qui en sont la conséquence, nous paraissent devoir être les principales causes à invoquer pour expliquer la généralité de cette maladie.

Maladies des voies digestives. — L'embarras gastrique, la gastralgie, les inflammations et le cancer des voies digestives sont des maladies assez communes.

Embarras gastrique. — Il précède ou accompagne souvent une

foule d'états morbides ; il se montre également d'une manière isolée et à titre d'affection distincte, surtout au printemps et au commencement de l'été, lorsque nous venons à passer brusquement d'une température froide et humide à une température relativement plus élevée. Presque toujours apyrétique et peu grave par elle-même, cette maladie doit cependant fixer l'attention du praticien, car les récidives faciles et fréquentes peuvent amener avec le temps un trouble dans les fonctions digestives et donne naissance dans la suite aux affections chroniques qui ont déjà une assez grande tendance à se produire. L'embarras gastrique cède assez facilement aux évacuants, et en particulier au tartre stibié.

CANCER DE L'ESTOMAC. — 155 cas de décès pour cause de cancer de l'estomac ont eu lieu dans la période de 1846 à 1856, et 227 décès pour cette même cause ont été trouvés pendant la période duodécimale de 1850 à 1842. Ce dernier relevé nous paraît erroné et nous fait supposer que le cancer de l'estomac, qui se rapproche par son expression symptomatique de la gastrite chronique, a pu être confondu avec cette dernière affection. Quoiqu'il en soit, en ayant égard au nombre des affections cancéreuses des voies digestives que nous avons été à même d'observer pendant plusieurs années dans un service qui nous permet de voir chaque jour un grande nombre de malades, nous dirons que le chiffre de 155 pour la période de 1846 à 1856 qui donne une proportion de 2, 5 sur 100 sur la totalité des décès, nous paraît se rapprocher davantage de la vérité.

Cette maladie, rare avant 40 ans, se montre dans sa plus grande fréquence entre 50 et 65. L'âge moyen du cancer stomacal évalué d'après nos observations est de 57,8. Ce résultat diffère très-peu du chiffre 54,59, âge moyen obtenu par M. Lebert (1) pour le cancer de l'estomac. Les hommes sont

---

(1) Lebert, *Traité pratique des maladies cancéreuses,* Paris 1831, pag. 138 et suiv.

un peu plus souvent affectés que les femmes ; on trouve 71 hommes sur 64 femmes.

Entérite. — Il n'est point hors de propos de signaler la fréquence de l'entérite et de la gastro-entérite ; la première enfance est l'âge le plus aisément susceptible de contracter les inflammations des voies digestives et surtout d'y succomber. La moyenne annuelle des décès de 0 à 5 ans pour entérite et gastro-entérite peut être évaluée à 57, ce qui fait la treizième partie de la moyenne annuelle de la mortalité générale. Cette maladie qui sévit le plus ordinairement dans la classe ouvrière et indigente, se complique dans beaucoup de cas de muguet chez les enfants faibles ou chétifs, ou chez ceux qui ont tété un lait de mauvaise qualité ou qui ont pris des aliments peu en rapport avec la délicatesse de leurs organes digestifs.

Muguet. — Le muguet symptomatique, très-grave lorsqu'il accompagne l'entérite, se montre plus fréquemment encore à l'état idiopathique chez les enfants mal soignés, élevés au biberon, dans ces cas, cette maladie toute locale cède facilement à une médication topique appropriée.

Affections vermineuses. — N'oublions pas de noter la fréquence des affections vermineuses chez les enfants de 2 à 9 ans.

Ictère. — L'ictère idiopathique est une affection qu'on observe quelquefois dans ce pays et plus particulièrement au printemps et en été, lorsque la température vient à s'élever brusquement ; nous en avons observé quelques cas cette année, depuis la fin du mois de mars.

Maladies du foie. Les affections du foie ne nous fournissent l'occasion d'aucune observation spéciale.

Parmi les maladies des organes digestifs, il faut encore signaler la péritonite et l'ascite, la dyssenterie, la diarrhée et le choléra sporadique et épidémique. La diarrhée et la dyssenterie, ainsi que les affections vermineuses s'observent souvent l'été dans la classe ouvrière qui fait un trop fréquent usage des crudités.

Catarrhe de la vessie. — Le catarrhe de la vessie attaque quelques personnes âgées.

Maladies syphilitiques. — Les affections syphilitiques ne sont pas rares dans la classe ouvrière, mais elles s'observent principalement chez les militaires de la garnison. Ces maladies sont plus souvent communiquées par des filles qui se livrent à la prostitution clandestine que par les prostituées qui sont assujéties à une surveillance très-active. Il n'est pas rare de rencontrer des enfants nouveau-nés attaqués de maladie vénérienne, surtout parmi les enfants illégitimes. L'aspect maigre et décharné du corps, les rides de la peau, les boutons, les excroissances les font reconnaître au premier coup d'œil. Ces malheureux périssent ordinairement victime de la vie déréglée de leurs parents.

Cancer de la matrice. — Notre relevé statistique nous apprend que le cancer de la matrice est deux fois plus fréquent que le cancer des mamelles.

Leucorrhée. — L'usage habituel des chaufferettes, l'influence d'un climat humide pendant plus de la moitié de l'année, contribuent à rendre cette maladie assez commune.

Maladies des os. —Les maladies des os ne nous offrent rien de particulier à noter, si ce n'est que le rachitisme paraît plus fréquent que ne semble l'indiquer le chiffre du tableau.

Tumeurs blanches. — Les tumeurs blanches ne nous fournissent le sujet d'aucune observation particulière.

Rhumatismes. — Le rhumatisme articulaire aigu se montre ici beaucoup moins souvent que pourrait le faire penser tout d'abord notre constitution atmosphérique. Le rhumatisme affecte le plus ordinairement la forme chronique. Les premières impressions du froid déterminent des affections rhumatismales qui se font remarquer par leur tendance à la chronicité; la réaction est en général peu intense ou même à peu près nulle. Le rhumatisme musculaire se montre le plus souvent aux lombes (lumbago), à la poitrine (pleurodynie), et de préférence aux membres supérieurs qu'aux membres inférieurs. On observe quelquefois aussi une forme de rhumatisme que nous avons vu confondre avec la névralgie faciale, mais qui nous paraît d'une nature toute différente et que M. Beau a désignée sous le nom de dermalgie rhumatismale du cuir chevelu. Cette affection est caractérisée par des douleurs continues ou intermittentes d'une intensité variable, augmentant par la pression dans une grande étendue, mais non plus par place. C'est une affection très-tenace, essentiellement chronique et dont on triomphe avec peine.

Névralgies. — On observe chez nous un grand nombre de névralgies parmi lesquelles nous citerons en première ligne la goutte sciatique.

Coqueluche. — La coqueluche est une maladie très-fréquente chez les enfants. Elle règne souvent sous forme épidémique. Lorsque cette maladie survient à l'époque de la dentition et avant l'âge de deux ans elle est plus dangereuse. Quelquefois la maladie, après avoir résisté opiniâtrement aux remèdes les plus efficaces, cesse enfin d'elle-même au bout de quelques semaines lorsque le temps s'adoucit.

Convulsions. — Rien n'est plus commun que les convulsions chez les enfants. Le nombre de ceux qui meurent annuellement de cette affection est considérable. Mais cette affection n'est le plus souvent que le symptôme d'une autre maladie. Les enfants qu'on prive de la mamelle pendant le travail de la dentition y sont très-sujets.

Maladies de la peau. — La malpropreté dans laquelle la plupart des enfants de la classe indigente sont élevés contribue au développement et à l'entretien des maladies herpétiques. parmi celles qu'on observe le plus souvent nous citerons : la gale, l'eczéma, l'impétigo. L'impétigo du cuir chevelu se rencontre surtout très fréquemment. Cette maladie attaque principalement pendant la saison d'été, les deux cinquièmes des enfants pauvres dont la chevelure inextricable et d'une longueur démesurée atteste qu'on néglige les soins de propreté les plus simples et les plus indispensables.

ENGELURES. — Ces espèces d'érysipèles phlegmoneux, occasionnées par le froid, sont très communes chez les enfants, chez les jeunes gens et chez les femmes.

FURONCLES. — Les furoncles assez communs en été sont ordinairement compliqués par l'embarras gastrique.

SCORBUT. — On ne rencontre guère chez nous le scorbut bien confirmé, mais il n'est pas rare de voir la diathèse scorbutique, chez les pauvres qui occupent des habitations humides où l'air n'est pas renouvelé ou qui se nourrissent d'aliments grossiers ; c'est dans le faubourg Menchecourt que nous avons observé le plus grand nombre de scorbutiques.

SCROFULES. — Les maladies qui tiennent au vice scrofuleux s'observent particulièrement parmi les enfants des ouvriers qui occupent des habitations humides, mal aérées ou le soleil ne pénètre jamais et qui se nourrissent d'aliments grossiers et indigestes. Elles paraissent sous des formes variées, et sont principalement caractérisées par la tuméfaction et la suppuration des glandes, par des éruptions cutanées opiniâtres. Elles peuvent encore tenir à une disposition héréditaire. On rencontre encore chez un certain nombre d'enfants l'engorgement des glandes mésentériques désigné sous le nom de carreau. Les symptômes s'annoncent ordinairement peu après le sevrage. Cette affection jette ceux qui en sont atteints dans un état de dépérissement et de marasme qui ne tarde pas à les conduire au tombeau.

ÉPIDÉMIES.—Nous terminerons cette longue énumération par un court aperçu sur les maladies épidémiques. N'ayant pas à notre disposition des documents suffisants sur les maladies observées sous la forme épidémique pendant la première partie de la période décennale de 1846 1856, nous avons dû nous borner à étudier ces maladies pendant ces cinq dernières années, c'est-à-dire de 1851 à 1856. Durant cette courte période, nous avons observé cinq épidémies savoir : une épidémie de scarlatine, une de fièvre puerpérale, une de choléra, une de coqueluche et une de rougeole. Faisons remarquer avant d'aller plus loin qu'il n'est pas ordinaire de voir les épidémies se succéder aussi rapidement et surtout avec le caractère de gravité présenté par la scarlatine vers sa terminaison et par la rougeole pendant sa durée.

1° SCARLATINE. Cette épidémie bénigne à son début, n'a présenté de gravité que vers sa terminaison ; elle s'est alors compliquée d'accidents cérébraux (délire, coma, convulsions) qui débutaient d'une manière rapide et compromettaient en peu de temps la vie des malades. Une autre particularité non moins importante à signaler dans cette épidémie, c'est que la marche normale et la persistance de l'éruption ne pouvaient expliquer ni faire prévoir l'apparition des accidents cérébraux.

Il fallait donc ici reconnaître une cause particulière et invoquer encore ce *divinum quid* dont parlaient les anciens qui échappe à l'observation la plus rigoureuse. L'épidémie de scarlatine, bénigne pendant les mois d'avril, mai, juin, et juillet, a présenté plus tard en août, septembre et octobre un haut degré de gravité et a fait périr 27 personnes. L'exanthème a choisi ses victimes parmi les enfants de quatre à quatorze et quinze ans et chez quelques adolescents. Au-dessus de 32 ans, la maladie n'a pas été notée.

2° FIÈVRE PUERPÉRALE. Cette maladie, heureusement rare sous la forme épidémique a exercé ses ravages pendant les mois d'avril, mai, juin et juillet. Pendant ces quatre mois, seize décès ont eu lieu par suite de cette maladie.

3° CHOLÉRA. Le 24 juin 1854, le premier cas de choléra s'est déclaré rue du Rempart (canton sud) de là il na pas tardé à se repandre dans la ville et dans les faubourgs. 58 personnes ont succombé au choléra pendant les mois de juillet, août, septembre et octobre. 15 fois sur les 11 cas que nous avons été appelé à traiter la diarrhée prodromique a été notée chez les cholériques auxquels nous avons donné nos soins. 22 personnes ont encore succombé à cette époque à la cholérine.

4° COQUELUCHE. Observée vers la fin de 1854 et au commencement de 1855, cette maladie a été en générale bénigne et ne nous présente rien de particulier à noter.

5° ROUGEOLE. La rougeole a régné sous forme épidémique pendant les premiers mois de l'année 1855 et a été plus meurtrière en mars et en avril qu'à toute autre époque. 81 personnes ont succombé à cette maladie qui a fait beaucoup de victimes parmi les enfants de 18 mois à 6 ans. Voici, au reste, un exposé rapide de cette épidémie emprunté au mémoire que nous avons publié sur ce sujet (1).

Les malades présentaient au début une fièvre intense, accompagnée des symptômes catarrhaux ordinaires. L'exanthème suivait une marche irrégulière ; la délitescence avait souvent lieu sans cause appréciable et coïncidait avec des accidents inflamatoires pulmonaires et intestinaux suivi quelquefois plus tard d'accidents non moins graves de stomatite pultacée et de gangrène. On peut dire d'une manière générale que la rougeole épidémique offrait dans la plupart des cas deux périodes bien distinctes ; la première était caractérisée par la force, le développement, la dureté du pouls ; la deuxième était au contraire remarquable par l'affaissement, l'anéantissement des forces, la faiblesse et la petitesse du pouls. Lors même que l'eruption parcourait régulièrement ses périodes, tout danger n'avait pas disparu ; on voyait survenir vers la terminaison ou pendant la convalescence de la maladie des accidents variés tels que : de la diarrhée, des abcès, des furoncles, de l'impétigo, des panaris, des blépharites, des otites, de la stomatite pultacée, de l'anasarque, quelquefois

______

(1) *Mémoire sur la rougeole épidémique qui a régné à Abbeville en 1855*, publié dans les *Mémoires de l'Académie impériale de médecine de Paris*, t. XXI, p. 535.

aussi on voyait la bronchite se perpétuer et passer à l'état chronique.

Toutes les classes de la société ont été indistinctement atteintes par l'épidémie, mais d'une manière bien inégale, car la classe pauvre a eu à supporter presque tout le poids de sa fureur. Cette classe soumise à des privations de tout genre, n'observant aucune des règles hygièniques les plus élémentaires et vivant souvent entassés dans des appartements trop étroits, toujours mal aérés et souvent humides, devait payer un plus large tribut et présenter des accidents (gangrène de la bouche et de la peau de diverses régions du corps) qu'on n'a point observés dans une classe ou l'hygiène est mieux suivie.

En RÉSUMÉ, les maladies qu'on observe le plus souvent à Abbeville sont : les affections catarrhales, les inflammations des voies respiratoires, l'angine, la carie dentaire, l'embarras gastrique, les rhumatismes, les névralgies, les scrofules, viennent ensuite la phthisie, la fièvre thyphoïde, l'apoplexie, les affections organiques du cœur et de l'estomac, les fièvres éruptives, etc., etc.

QUATRIÈME PARTIE.

OBSERVATIONS ET PROPOSITIONS D'HYGIÈNE.

§ I. — Il résulte de ce qui précède que les causes les plus ordinaires et les plus essentielles des maladies peuvent se rapter dans notre climat à l'humidité de l'air et du sol, aux fréquentes variations de l'atmosphère, ainsi qu'aux mauvaises conditions hygiéniques au milieu desquelles la partie la moins aisée de la population se trouve placée.

Pour lutter avec succès contre l'humidité et le froid et pour résister à l'influence des brusques transitions de température, il est nécessaire d'apporter le plus grand soin dans la manière de se vêtir ; il faut s'habituer à endurer la chaleur et par conséquent à se tenir un peu couvert. Dans toutes les saisons, mais surtout au printemps et en été, l'air de la vallée contient toujours en suspension une assez grande quantité d'eau qui se condense le soir quand la température s'abaisse. Cette humidité refroidit la peau, s'oppose à la transpiration insensible, et si l'on n'est pas vêtu de manière à se défendre contre les causes de ce refroidissement, on voit alors se développer des inflammations, des rhumatismes, des névralgies, suivant que les sujets sont plus ou moins prédisposés à ces différentes affections.

§ II. — L'humidité des terrains doit engager les propriétaires 1° A voûter les caves au-dessus du sol et à élever les rez-de-chaussée ; 2° à construire les premières assises de maçonnerie avec des matières peu perméables à l'eau, telles que grés, galets, marbre de Boulogne, etc. La brique, excellente d'ailleurs pour les constructions, ne peut convenir pour l'établissement des fondations, car, en raison de sa porosité, elle permet trop facilement à l'eau d'imprégner la base des murs et de gagner ensuite peu à peu les parties les plus élevées. C'est à l'oubli de cette sage précaution qu'il faut attribuer l'humidité d'un grand nombre de maisons de notre ville.

Les habitations occupées par les ouvriers vont nous donner l'occasion d'insister sur quelques préceptes d'hygiène.

L'absence de fosses d'aisances dans un grand nombre de petites maisons de la ville et des faubourgs oblige les habitants à déposer leurs immondices au voisinage de leurs demeures ; il en résulte une cause évidente d'insalubrité. Au reste, le conseil d'hygiène et de salubrité a proposé avec raison l'établissement de fosses d'aisances mobiles ; ce moyen peut facilement recevoir son application dans les faubourgs; mais dans la ville, l'exiguité des logements et des dépendances en permettrait difficilement l'application. S'il nous était permis d'émettre une idée d'initiative, nous proposerions d'établir dans certains quartiers (tels que rues Planquette, d'Avignon, Dauphiné, St-Jacques, le Rivage, etc.), des fosses d'aisances publiques, où chaque matin les habitants viendraient déposer les immondices qu'ils jettent sur la voie publique, sur les bords des cours d'eau et à l'entrée des égoûts. Ces appareils, placés et enlevés chaque matin par les hommes chargés de la salubrité des rues, pourraient rendre de véritables services sans entraîner l'administration dans beaucoup de frais. L'administration, sagement préoccupée d'hygiène publique, a fait beaucoup dans ces dernières années pour l'assainissement des quartiers pauvres; elle veille avec le plus grand soin au nettoyage des rues, mais malgré toutes ces précautions, elle ne pourra arriver à un résultat satisfaisant qu'à la condition d'exiger à l'avenir l'établissement des fosses d'aisances dans les constructions nouvelles. Disons encore que quelques urinoirs publics nous paraissent nécessaires pour obvier à l'inconvénient que chacun peut remarquer chaque jour, mais principalement les jours de marché, dans les endroits les plus fréquentés de la ville.

Il ne suffit pas de rendre l'air des rues plus salubre, il faut

encore, et avec bien plus de raison, se préoccuper de la salubrité intérieure des habitations. L'hygiène n'existe pas pour
l'ouvrier. Les conditions dans lesquelles il vit sont diamétra-
lement opposées à celles qu'elle prescrit. Entassement, défaut
d'aération, malpropreté, telles sont les plus saillantes. La
chambre qui sert de retraite pendant la nuit à toute la famille
est rarement assez spacieuse et proportionnée au nombre des
personnes groupées dans ce local. L'air qu'elle renferme,
insuffisant par sa quantité, se trouve dans un état permanent
de viciation. Beaucoup de ces habitations, et en particulier de
celles des faubourgs, manquent encore de contre-ouvertures
pour la libre circulation de l'air ; on serait tenté de croire, en
visitant l'asile de ces malheureux, qu'ils redoutent l'air et la
lumière. Il est du moins très-évident qu'ils négligent tous les
moyens qui pourraient les soumettre à son influence salutaire.
Comment ne pas être frappé de la coïncidence observée si souvent entre ces conditions physiques et le chiffre élevé de la
mortalité dans la classe ouvrière ? Comment ne pas y trouver
un rapport de causalité ? Pour obvier à ces inconvénients,
nous pensons que l'administration pourrait, par de fréquentes
visites domiciliaires, par des avis charitables ou par tout autre
moyen, chercher à faire comprendre à ces malheureux la
nécessité de l'aération et les fâcheux effets de l'air vicié sur
le développement des forces et sur la santé.

La malpropreté est souvent la compagne de la misère, et à
force de voir la malpropreté et la misère liées l'une à l'autre,
nous finissons, à grand tort, par les considérer comme insépa-
rables. Pour nous, nous ne croyons pas à la fatale nécessité
de leur coexistence, mais nous croyons à l'influence de celle-ci
sur celle-là ; faire cesser l'une, c'est diminuer l'autre. La propreté, qui engendre l'ordre, n'est-elle point un premier degré
d'aisance ! Il y a donc quelques efforts à tenter, non-seulement au point de vue de la santé des indigents, mais encore à
celui de leur avenir moral. En face d'un pareil but, tous les
moyens sont dignes d'êtres mis à l'étude. En voici un fort petit ;

cependant, nous ne désespérerions pas de ses résultats. Quoi de plus facile et de moins dispendieux que d'obliger l'ouvrier à passer de temps en temps un lait de chaux sur les murs de son habitation ! Il ne verrait d'abord dans ce moyen qu'un ennui de plus, mais, peu à peu, l'habitude de la propreté finirait sans doute par succéder à celle qu'il est de notre devoir de combattre.

§ III. — Un autre procédé d'amélioration des conditions hygiéniques de l'indigent, se recommande à l'examen de l'autorité compétente, nous voulons parler des bains froids. Au nombre des moyens qui ont été recommandés dans tous les temps comme propres à l'entretien de la santé, les bains tiennent le premier rang. Tous les médecins et jusqu'aux philosophes (1) qui ont traité des questions de civilisation et d'hygiène, en reconnaissent la nécessité. Aussi avons-nous vu avec beaucoup d'intérêt s'élever, il y a trois à quatre ans, aux portes de la ville, un établissement public de bains froids. Comme il est impossible aux trois quarts au moins de la population ouvrière, à celle qui en a le plus besoin, de jouir de ce précieux avantage, il serait à désirer que l'administration put contracter des engagements avec cet établissement pour obtenir des entrées gratuites une fois par semaine pour les ouvriers. Cette mesure adoptée déjà pour les régiments en garnison à Abbeville, devrait donc recevoir une application plus générale et être étendue à la population ouvrière. Ces moyens dont nous tirons partie dans le traitement de nombreuses maladies, dans beaucoup de cas de débilité consécutifs à des accidents divers, contribueraient encore à prévenir les maladies de peau que l'on rencontre assez souvent dans la classe ouvrière et particulièrement dans nos manufactures.

L'étude des bains, des soins de propreté et des moyens hygiéniques capables d'exercer une salutaire influence sur

---

(1) J. J. Rousseau, *Emile, Traité de l'éducation.*

la population indigente, nous conduit à parler d'un projet d'un caractère tout philantropique. Ce projet consiste à employer utilement une partie ou la totalité de l'eau chaude que plusieurs machines à vapeur établies dans la ville (machine à vapeur de MM. Hénocque frères, rue de la Pointe, machine à vapeur de M. Terrier, rue St.-Jean-des-Prés, machine à vapeur des Rames, chaussée d'Hocquet etc), répandent en pure perte dans les rues. Cette eau chaude pourrait être habile_ment ménagée et déversée dans des établissements spéciaux pour servir à alimenter des bains et des lavoirs publics.

L'entrée serait accordée aux ouvriers moyennant une légère rétribution et gratuitement aux pauvres. Les bains tièdes, ce moyen si puissant d'hygiène et de salubrité, deviendraient d'un usage fréquent dans toutes les classes de la société. La famille de l'ouvrier trouverait sans cesse à sa disposition et sans frais l'eau chaude nécessaire au lavage de son linge.

§ IV. —Relativement à l'alimentation, nous recommandons à la classe ouvrière de ne pas faire l'été, un trop fréquent usage de salades, de radis, de légumes aqueux ; l'usage immodéré de cette alimentation, à une époque où l'estomac a besoin d'une nourriture plus substantielle, détermine des diarrhées bilieuses et muqueuses, des affections vermineuses et des dyssenteries.

Nous avons déjà eu occasion de parler de l'alimentation insuffisante et de ses conséquences funestes. L'attention du médecin doit toujours être éveillée sur les dangers de l'alimentation insuffisante, dans les premières années de la vie. Là, il ne s'agit plus seulement de maintenir l'organisme, mais de le développer. Sans doute, ce fut une excellente pensée, que celle qui, dans notre ville, fit ouvrir des asiles pour recueillir les jeunes enfants de l'ouvrier. Mais que l'on considère quelquefois combien est maigre la pitance que le pauvre enfant emporte pour sa journée : du pain, un fruit de médiocre qualité, voilà pour un de ses principaux repas. Que l'on ne s'étonne plus après cela si le chiffre de la mortalité est si élevé parmi les enfants de la classe nécessiteuse. Ah ! si l'on pouvait donner chaque matin en entrant à l'asile, à ceux qui pâtissent de la misère une bonne soupe, combien de jeunes santés seraient raffermies !

§ V.—L'appréciation des ressources et dépenses de la famille de l'ouvrier, établie plus haut, ayant fait reconnaître précédemment que le salaire de la femme était, dans la majorité des cas, indispensable à l'entretien du bien-être de la famille ; nous sommes naturellement conduit à demander l'établissement des crèches. Cette institution, en permettant aux mères de continuer leurs travaux et de gagner les mêmes salaires, contribuerait à maintenir l'équilibre, déjà si difficile à établir entre les dépenses et les gains journaliers. L'enfant trouverait en outre dans ces asiles un abri contre le froid pendant la saison d'hiver. Ce moyen profiterait donc à la fois, à la mère, à l'enfant et à toute la famille.

Un grand nombre de questions scientifiques et pratiques d'une haute importance ont été soulevées pendant le cours de ce travail. Si nous laissons subsister encore quelques doutes sur plusieurs de ces questions, peut être nous accordera-t-on d'avoir réuni en faveur de leur solution tous les faits dont nous pouvions disposer.

FIN.

TABLE DES MATIÈRES.

ESSAI

DE TOPOGRAPHIE MÉDICALE

DU BOURG DE GAMACHES

SUIVI DE QUELQUES OBSERVATIONS SUR PLUSIEURS AUTRES COMMUNES

DU CANTON DE GAMACHES,

Par le Docteur MALAPERT (Alphonse),

Médecin du Bureau de bienfaisance, Membre correspondant du Comité
d'Hygiène et de salubrité publique d'Abbeville, et de la Société
médicale d'Amiens.

PLAN.

TOPOGRAPHIE

DU BOURG DE GAMACHES.

Considérations générales.

I. — Situation.

Si la beauté du site était l'unique garant d'une complète
salubrité, le bourg de Gamaches ne laisserait rien à désirer.
Il occupe, en effet, une très-jolie position au confluent de la
Vimeuse et de la Bresle, assis sur une pente douce inclinée à
l'ouest. Il est abrité de la trop grande rigueur des vents du
nord par une côte très-élevée, espèce de falaise, qui domine
toute la rive droite de la Vimeuse. Cette côte, véritable roche
calcaire, s'arrondit et s'abaisse au lieu dit le *Mont de la Justice*,
pour longer la rive droite de la Bresle, jusqu'à son embouchure dans la mer. Sur ces terrains, que la nature a faits
ingrats, et que nous avons vus tous nus et stériles, s'élèvent
aujourd'hui d'abondantes moissons, conquêtes de l'agriculture
moderne. Au sud-ouest, la belle forêt d'Eu, qui domine toute
la vallée, s'étend en rideau magnifique contre la violence des
vents atlantiques. Deux plateaux fort élevés, couronnés de
beaux bois, modèrent l'âpreté des vents d'est.

II. — Air.

Considéré dans son ensemble, l'air n'est pas chargé de ces
vapeurs méphitiques qui rendent si souvent infecte et malsaine
l'atmosphère des villes et des grands centres. Cette pureté de
l'air tient à l'écoulement prompt et complet des eaux des rues
et des marais, à l'absence d'eau stagnante, à l'usage du bois
comme combustible et au petit nombre d'industries insalubres.
Il faut noter, en effet, que ces industries sont réunies sur un

très-petit espace. Gamaches, il est vrai, est entouré de lieux élevés et plantés ; mais les bois et les forêts en sont distants de plusieurs kilomètres. Ils ne sont pas des obstacles au renouvellement de l'air ; ce sont bien plutôt des écrans qui ralentissent la rapidité des vents. La forêt d'Eu remplit surtout ce but à l'égard des vents d'ouest. Seulement, dans cette exposition à l'ouest, la proximité de la mer, distante de seize kilomètres, amène une grande variété dans la température, des brouillards et des pluies fréquentes. Il est de notoriété vulgaire que l'air est bien moins vif que dans la plaine, si ce n'est dans les marais où existe un courant fort rapide. Je ne puis rien dire de précis sur la température comparée de Gamaches. Elle est plus élevée, et de plusieurs degrés, en été, et moins basse en hiver que dans la plaine, où l'on trouve souvent de la glace alors qu'il n'y en a pas dans la vallée. Je note à ce propos que les phlegmasies aigües de la poitrine sont bien moins fréquentes que dans les communes élevées qui nous entourent.

III. — Sol.

Le sol est tuffeux et sablonneux, ainsi qu'il a été surtout facile de le constater lors du forage d'un puits artésien. C'est assez dire qu'il est très-favorable à l'imbibition des eaux.

IV. — Rues.

Les rues sont longues, droites et larges. Leur pente est suffisante à l'écoulement facile et complet des eaux. Il est à regretter toutefois que les boues ne soient pas enlevées plus souvent, et que la vue et l'odorat y soient blessés par les purins qu'y versent les basses-cours et par le sang et les immondices qui proviennent des boucheries. Une belle place publique de forme rectangulaire frappe l'attention par son étendue et ses jeunes allées de tilleuls. Grâce à une pente parfaitement dirigée, elle s'égoutte complètement et en très-peu d'heures. Il y a quelques années, ce n'était qu'un vaste terrain couvert d'eau stagnante et de boue.

V. — Rivières, puits.

Qu'elle provienne des puits ou des rivières, l'eau est, en général, douée des qualités que l'on exige d'une eau potable. La quantité de sels calcaires que contient l'eau des puits ne dépasse pas celle reconnue utile ; cependant elle est assez grande dans l'eau du puits artésien pour déterminer des incrustations très-rapides dans les conduits en fonte qui ne portent cette eau que dans un périmètre très-restreint. Jusqu'à quel point la commune, qui ne possède que cinq puits publics, pourrait-elle, par suite d'arrangements rendus faciles par la bonne volonté du propriétaire, tirer quelque avantage de cette eau qui se perd pour la plus grande partie? Nos rivières sont : 1° La Bresle. Par la rapidité presque torrentueuse de son cours, par son insolation et par son aération parfaites, elle réunit toutes les conditions d'une eau saine. Mais elle ne traverse qu'une faible partie du bourg et sa plus grande utilité réside dans sa puissance motrice, une des sources principales de l'aisance de la vallée. 2° Notre seconde rivière est la Vimeuse, bien moins puissante par son volume, alimentant cependant plusieurs usines, mais surtout utile par l'excellente qualité de son eau. Elle coule rapide sur un lit caillouteux que le comité syndical vient de faire convenablement élargir; sa limpidité est parfaite si ce n'est après les grandes pluies, alors elle se charge d'une vase argileuse très-épaisse.

VI. — Résidus de la distillerie.

Il est un abus grave sur lequel je dois m'arrêter : je veux parler des résidus qu'une distillerie de jus de betteraves verse dans la rivière. L'eau, par ce mélange, devient réellement impropre à toute espèce d'usage ; les animaux eux-mêmes la refusent, et je pourrais citer un cultivateur qui a perdu plusieurs porcs dans la boisson desquels on la faisait entrer. Ces inconvénients seront regardés comme bien plus grands encore si l'on considère qu'en aval de l'usine il n'y a pas un seul puits public ; que la rivière, dans cette partie fort étendue de son parcours, traverse des quartiers plus pauvres, privés ainsi totalement d'eau, et qu'enfin la distillation du riz succédant, depuis cette année, à la distillation de la betterave, ces inconvénients seront désormais incessants. Je ne puis mieux faire, pour bien exposer tout ce qu'il y a de grave dans cet abus, que de transcrire les notions suivantes, empruntées à la *Chimie industrielle* de M. Payen : « Déjà nous avons signalé plus haut « les inconvénients graves que peut offrir au voisinage l'éva- « cuation journalière des résidus liquides (vinasses et petites « eaux de rectifications). Non-seulement ces liquides répan- « dent directement une odeur désagréable, mais encore, s'ils « arrivent dans des étangs, mares et même dans des cours « d'eau peu volumineux, ayant peu de vitesse, ils éprouvent « spontanément des fermentations acides et putrides qui « peuvent infecter les eaux dans ces situations et l'air aux « alentours. Si d'ailleurs les terrains sur lesquels de telles « eaux séjournent et se putréfient contiennent des sulfates, et « notamment du sulfate de chaux, généralement répandu « dans la nature, ce sulfate est réduit, sous l'influence dé- « soxydante des matières organiques en fermentation, à l'état « de sulfure de calcium, et ce composé, attaqué par les mêmes « eaux acides, dégage de l'acide sulphydrique, gaz des plus « infects. » (*Chimie industrielle*, page 784). Les premiers mots de cette citation font allusion aux inconvénients en tout semblables que l'on observe dans le voisinage des féculeries (page 480) (1). On trouvera aux mêmes chapitres les moyens, non-seulement de faire disparaître tout ce que ces résidus ont de désagréable et d'insalubre, mais encore de les utiliser au profit de l'agriculture.

VII. — Alimentation.

La viande est généralement bonne. Quoique les expériences et les faits tendent à démontrer l'innocuité de la chair des

---

(1) Frappé de la gravité de ces abus, le gouvernement vient d'instituer, pour les départements du Nord et du Pas-de-Calais, une commission chargée d'étudier les moyens d'y remédier.

animaux morts de maladies contagieuses, je crois cependant
devoir consigner dans ces notes que de la viande provenant de
vaches atteintes de pneumonie contagieuse a été livrée à la
consommation. Je ne suis pas le seul sachant que des moutons
morts de tympanite, suite de l'ingestion de trèfle mouillé de
rosée, ont été vendus aussi pour de la viande de bonne qualité. Dans l'appréciation des faits cités comme preuves de
l'innocuité de la chair cuite, bien entendu, des animaux mor-
veux, farcineux, abattus ou morts de typhus contagieux ou
ayant succombé à la phthisié, à la pneumonie également contagieuse, a-t-on tenu compte de la période de la maladie pendant laquelle la mort est survenue, du temps qui s'est écoulé
entre l'instant de la mort et l'époque où la viande a été con-
sommée? Cette dernière circonstance me paraît surtout importante. Dans ces conditions, en effet, la décomposition putride des cadavres est bien plus rapide et nos bouchers ne
renouvellent pas leurs provisions aussi souvent que leurs
confrères des villes. N'est-il pas à craindre dès lors que la putréfaction de ces viandes ne soit, au moment où l'on s'en sert,
trop avancée pour que la coction détruise les produits dangereux qui peuvent s'y être développés? Il serait à désirer, dans
l'intérêt de la classe ouvrière, que la viande fut divisée en
deux catégories et vendue selon la qualité des morceaux.

VIII. — Pain.

Le pain, celui de seconde qualité surtout, laisse bien souvent à désirer. Il est trop peu cuit et fait avec des farines
avariées ou mélangées, notamment avec de la farine de fèves.
Il doit être l'objet d'une surveillance d'autant plus exacte
qu'un plus grand nombre de familles se trouve dans la nécessité de s'adresser aux boulangers, dans les villages éloignés de
la forêt surtout, et voici pourquoi : jusque dans ces derniers
temps, le blé se vendait par petites quantités, accessibles aux
plus petites bourses ; il ne se vend plus aujourd'hui que par
hectolitre; il en résulte que le menu peuple ne peut plus s'ap-

provisionner chez le cultivateur, qui préfère, de son côté, avoir affaire avec les fariniers. En outre, le combustible devient rare et d'un prix très-élevé, principalement dans les localités où l'éteule ou esteule était, comme dans tout le Vimeux, le combustible presque exclusivement employé au chauffage des fours. On sait que l'éteule a disparu depuis que la faux a remplacé la faucille dans le sciage des blés. Au total, beaucoup de petits ménages ne peuvent plus faire leur pain comme par le passé.

IX. — Poisson.

Le poisson qui, avant l'établissement des chemins de fer, nous arrivait en abondance de Tréport et de Caieux, n'est plus que du fretin. C'est une privation réelle pour la population gamachoise, fortement ichtyophage. La Vimeuse fournit, mais en petite quantité, des anguilles justement célèbres. La Bresle est très-riche en écrevisses, en anguilles et en truites fort recherchées. Cette ressource précieuse disparaîtra bientôt si l'administration municipale ne fait pas exécuter avec plus d'empressement les lois et réglements relatifs à la pêche.

X. — Lait.

Il n'est pas d'usage, dans les petites localités, de soumettre le lait aux vérifications usitées dans les villes. Bien que le mélange d'eau avec le lait consommé dans Gamaches soit la seule fraude présumée, cependant il en résulte un dommage réel pour le consommateur et, quoique cette faute ne soit pas directement dangereuse, elle n'en doit pas moins cesser d'être tolérée.

XI. — Légumes.

Les tubercules et les racines nous viennent presque tous du canton de St.-Valery, et ils sont d'excellente qualité. Les légumes frais nous sont surtout fournis par les potagers d'Abbeville.

XII. — Boissons.

Un assez grand nombre de ménagers se trouve, depuis quelque temps, réduit à la nécessité de faire de l'eau sa boisson habituelle, par suite de la cherté des pommes. Quelques uns font usage d'une boisson aigrelette produite par la fermentation du son ; elle est assez agréable à boire et paraît très-saine. D'autres, plus aisés, boivent de la bière qu'ils préparent eux-mêmes. Mais la boisson usuelle est le cidre de pommes ; quand il est bien préparé, il constitue une boisson agréable, saine et suffisamment alcoolisée puisqu'il contient, d'après l'analyse de Brande 9/87 d'alcool pour cent. Cette proportion est au-dessus de celle que l'on rencontrerait dans nos cidres ordinaires, mais on peut leur appliquer, cependant ce que M. Rostan dit du cidre en général, qu'il regarde, orsqu'il n'est pas trop nouveau, comme une boisson saine et généreuse, qui produit la plupart des effets du vin. Trop nouveau, en effet, il occasionne un dégagement considérable de gaz dans les intestins et la diarrhée. Trop vieux, c'est-à-dire, après un séjour de 12 à 15 mois dans le tonneau, il devient souvent, par la fermentation acide qui s'y établit, un irritant actif pour certains estomacs. Un fait que j'ai constaté mille fois c'est que les convalescents, qui en ont l'habitude, se trouvent mieux de son usage que de celui du vin. Il ne me semble pas démontré qu'il altère l'émail des dents. Les affections dentaires sont, en effet, bien plus nombreuses dans la classe indigente qui ne boit guère que de l'eau que dans la classe aisée, qui ne consomme que du cidre.

Est-il possible de s'occuper d'hygiène sans être amené à parler de l'ivrognerie ? Nos ivrognes ne sont ni moins nombreux, ni moins ardents que ceux des autres localités industrielles. Quel est l'effet de l'ingestion habituelle de l'alcool sur l'estomac ? et notamment, est-elle, ainsi que le pensent les médecins des grands hôpitaux, une cause réelle des dégénérescences et des cancers si fréquents de cet organe ?

Ce que j'ai observé n'est pas favorable à cette opinion, ou du moins, il me semble que l'on est allé trop loin. Les affections organiques de l'estomac sont loin d'être rares dans nos campagnes et, dans la grande majorité des cas, les malheureux qui y succombent, sont étrangers à tout excès. On rencontre chez nos ivrognes l'inflammation chronique de la muqueuse digestive et de ses annexes, mais ils ne m'ont offert qu'un seul cas de cancer bien évident.... Il ne faut pas espérer voir disparaître l'ivrognerie, en face de l'insuccès des efforts qui ont été faits jusqu'ici ; mais si cela m'était permis, dans le but de diminuer ces résultats désastreux, je proposerais que des mesures énergiques fussent prises contre les débitants et cabaretiers convaincus de s'enivrer, de donner à boire à des individus ivres, ou d'exciter leurs clients à boire outre mesure. Je proposerais, par exemple, que leur licence leur fut ôtée. Les délinquants sont nombreux, la plupart sont connus et flétris par l'opinion. On se demande, en outre, comment il se fait que plusieurs, en face des cours élevés de l'alcool, vendent à si bas prix, de l'eau-de-vie qui enivre aussi vite....

De ces considérations, qui embrassent Gamaches dans son ensemble, je descends à l'étude, plus détaillée, des objets partiels tels que : habitations, usines, professions, cimetière, etc. J'y trouverai l'occasion de signaler bien des réformes et des améliorations dont, je l'espère, on trouvera la réalisation possible.

Considérations partielles ou spéciales.

I. — Habitations.

Les détails topographiques que je viens de tenter indiquent une réunion de conditions hygiéniques très satisfaisantes ; malheureusement, nous allons y constater des causes locales, il est vrai, mais réelles, d'insalubrité. En tête se présentent les habitations de la classe ouvrière, bâties de plein pied avec

le sol humide, sans pavé, sans planchers, les murs en sont en
terre ; l'air et le soleil, quand ils y pénètrent, n'y obtiennent
qu'un accès insuffisant. Je citerais bon nombre de ces bouges
assez bas pour que je n'y puisse tenir debout, et tellement
étroits que les lits et les meubles se touchent ; l'air n'y est
jamais renouvelé et il faut un véritable courage pour y rester
un quart-d'heure au lit d'un malade. Serai-je cru, si j'avance
que dans un grand nombre de ces logements, chaque ouvrier
n'a pas plus de deux ou trois mètres cubes d'air confiné à
respirer pendant sept à huit heures de sommeil ? une enquête
facile démontrerait pourtant que je n'exagère pas. L'importation de l'industrie manufacturière de laquelle sont nées nos
autres industries secondaires, ne remonte guère au-delà de
vingt-cinq ans. La construction des maisons ne s'est pas accrue dans la même proportion que la population qui, dans
l'intervalle des deux derniers récensements, s'est élevé de
1400 âmes à 1800 ; de là, une pénurie de logements : des
granges, des étables sont devenues des habitations... Un
groupe d'une douzaine de maisons est situé entre la Vimeuse,
au nord, et un fossé boueux à l'ouest, vers la rivière, dont il
est séparé par un trottoir d'un mètre de largeur environ ; il
est dominé par une haute futaie d'ormes. Ces maisons n'ont
jamais reçu la plus mince couche de chaux ; aussi, sont-elles
constamment humides ; l'air y est littéralement infect. Une
autre rangée de maisons est aussi entretenue dans une humidité continuelle, par sa mauvaise construction, par l'étroi-
tesse et le défaut de pente de la rue et surtout par la futaie
dont je viens de parler. Il faut ajouter que ces maisons, propriétés de particuliers peu aisés, sont au-dessous du niveau de
la rue et couvertes en chaume. La sécurité publique et l'hygiène se prêtent un mutuel concours pour hâter la suppression de ces toits. Pour peu qu'ils soient anciens, ils se révé-
tent bientôt d'une couche épaisse de lichens, de mousses, de
graminées et surtout de joubarbe. Cette couche a pour effet,
en conservant longtemps l'eau de pluie qui ne s'égoutte que

lentement, de prolonger l'humidité du sol. Le feuillage épais des ormes, tend à produire le même résultat.

Sans doute la loi qui supprime les logements insalubres ne peut être exécutée dans toute sa rigueur ; mais on ne peut retenir l'expression du regret que fait éprouver la tolérance dont ils sont l'objet à Gamaches. Il est un cartain nombre de ces maisons qui appartiennent à des propriétaires aisés , on doit exiger d'eux les conditons d'insolation, de ventilation, de capacité et autres reconnues nécessaires. Est-il permis de souffrir plus longtemps que plusieurs individus, quelquefois de sexe différent, restent ainsi, pendant sept à huit heures, dans des cabinets obscurs et froids, dont les portes pleines ne sont jamais ouvertes , entourés souvent de boue, de fumier, de déjections de toute nature ? Mais ce n'est pas devant la Société Médicale d'Amiens, qu'il convient d'insister sur les dangers d'un séjour habituel ou d'un repos pris chaque nuit dans un tel milieu. Ces dangers deviennent bien plus grands encore par l'effet des maladies.

Espérons donc que notre administration municipale, qui a déjà tant fait pour la classe ouvrière, éclairée sur les dangers d'un état de choses aussi déplorable, poursuivra, dans les limites du possible, sa mission de progrès et d'améliorations. Ne pourrait-on pas exiger des garanties de salubrité, comme on exige des garanties de solidité, d'incombustibilité, d'alignement, etc ? Tels seraient l'exhaussement au-dessus du sol, et l'établissement, au-dessous du pavé ou du plancher, d'une couche épaisse de matière calcaire pour les constructions qui ne seraient pas sur cave ; paraîtra-t-il puéril de rendre aussi obligatoires les gouttières, sur la voie publique ?

II. — Pensionnat des filles.

La commune de Gamaches possède un établissement bien précieux dans la maison d'éducation dirigée par les Dames de la Providence. Les services que rendent ces dames sont connus dans toutes les localités voisines et ils font vivement regretter que l'exiguité du local ne permette pas l'admission d'un plus grand nombre d'élèves. Mais l'insuffisance des classes et des dortoirs n'est pas le seul reproche que l'on puisse faire à cet établissement, sans rival dans tous nos environs. Il est situé, en effet, au point de réunion de la plupart des industries insalubres ou incommodes dont j'ai déjà parlé : Ainsi, il est dans le voisinage immédiat d'une fonderie, d'une brasserie, d'une distillerie avec machine à vapeur et d'un fossé profond qui reçoit les immondices d'une boucherie ; les latrines sont attenantes à la maison, qui n'a qu'une cour de quelques mètres, c'est dire qu'elle manque de tout préau. Je dois ajouter que pendant l'hiver et les pluies, les élèves ne peuvent y arriver qu'après avoir traversé des bourbiers et de véritables mares, ainsi que des files de voitures attelées de chevaux vigoureux, aussi faut-il une grande prudence pour éviter des accidents dans certains jours d'encombrement. L'hiver encore, l'obscurité est à peu près complète dans ce quartier retiré et peuplé d'ouvriers dont la moralité n'est pas toujours exemplaire. Puisse l'administration supérieure accorder bientôt l'autorisation que le conseil municipal sollicite pour la construction d'un local plus vaste et plus salubre sur l'emplacement qui a été proposé !

III. — Ateliers de la filature.

Ils sont dans toutes les conditions hygiéniques exigibles. L'air y est incessamment renouvelé, la lumière y est abondante et l'espace plus que suffisant. Ils offrent, toutefois, un inconvénient que l'on trouve dans toutes les filatures de coton : c'est la température élevée que l'on est dans la nécessité d'y maintenir. J'ai vu cette température atteindre, dans plusieurs ateliers, 40° centigrades, c'est-à-dire un nombre de degrés voisin de celui au-delà duquel les animaux meurent. En temps ordinaire, elle oscille entre 22 et 27°. La température des cours est, au contraire, maintenue fort basse par le courant d'air que j'ai déjà signalé. Je note, en passant, l'affaiblissement qui

résulte de cette haute température et les dangers des transitions brusques et répétées du chaud au froid. Un autre inconvénient résulte de la trop grande distance qui existe entre la
filature et les logements des ouvriers. Le trajet absorbe une
grande partie du temps consacré aux repas, qui se font avec
trop de précipitation. On a cherché à remédier à cet inconvénient par un réfectoire établi dans la filature même ; mais on
est bientôt convaincu que, si cette mesure est favorable au
point de vue de la digestion, cet avantage est plus que contre-
balancé par les dangers de la promiscuité..... L'influence nuisible de la poussière de coton sur les ouvriers attachés au
cardage est incontestable : elle se dénote par l'irritation et
même par l'inflammation de la muqueuse du larynx et des
bronches. Du reste, la position de ce bel établissement est aussi
saine qu'agréable, et je crois ne pas pouvoir mieux compléter
ce que j'avais à dire touchant le travail dans la filature et les
habitations des ouvriers que par la citation suivante que con-
firme tout ce que j'ai pu voir : « Les ouvriers trouvent dans
« ces usines une quantité d'air suffisante et toutes les autres
« conditions hygiéniques que les progrès modernes y ont in-
« troduites. Ce n'est donc pas dans les conditions matérielles
« de ces établissements que les ouvriers qui travaillent depuis
« longtemps dans les fabriques prennent cet aspect pâle de la
« face, ce teint plombé, cet étiolement véritable qu'ils présen-
« tent presque tous; mais dans les chambres basses, froides,
« noires, sales et humides de leurs demeures. » (A. Becquerel, *Traité d'hygiène*).

Le personnel de la filature porte bien ce cachet d'affaiblissement, de maigreur, de véritable étiolement propre aux ouvriers renfermés, mais il ne présente pas cet ensemble de maladies que des nosologistes et des hygiénistes lui ont assigné.
Les plus fréquentes sont celles des muqueuses bronchique et
gastro-intestinale. La menstruation est beaucoup moins difficile qu'on pourrait le croire. Les affections diathésiques n'apparaissent parmi les ouvriers que comme de très-rares excep-

tions. Je n'ai pas vu, parmi eux, pendant trois ans, un seul cas de phthisie pulmonaire. Dans les conditions de débilité où se trouvent les ouvriers des filatures, les maladies acquièrent, selon les auteurs, une gravité toute spéciale : elles sont surtout remarquables par leur tendance à la chronicité. Mes observations m'autorisent à regarder cette manière de voir comme entachée d'exagération. En trois ans, sur une moyenne de 250 ouvriers, il ne s'est présenté aucun cas d'affection chronique grave, pas une seule interruption de travail de plus de deux mois ; la durée moyenne des maladies n'a pas dépassé dix jours. Les blessures, qui sont toutes par arrachement ou par écrasement, se guérissent très-vite sous l'influence de l'eau froide et des pansements les plus simples. Je dois signaler aussi la simplicité des médications que j'ai employées.

IV. — Culture du chanvre.

Je crois devoir dire quelques mots des effets du chanvre que l'on cultive sur une assez grande échelle dans notre vallée. Les auteurs ne sont pas unanimes sur les accidents que peut produire cette culture. Or, il ne se passe pas d'été que je n'aie à constater que ces accidents, cephalalgie, vertiges, vomissements, sont bien réels. Ils s'expliquent du reste suffisamment par le séjour prolongé au milieu d'une atmosphère chargée d'émanations vireuses et narcotiques. La chaleur est ordinairement très-forte, il est vrai, lorsque les femmes, qui se livrent plus spécialement à ce travail, arrachent les pieds mâles, après la fécondation, c'est-à-dire vers la mi-août. Mais il y a dans les effets du chanvre, que j'ai vus être le point de départ d'états morbides fort graves, quelque chose de débilitant, de stupéfiant que l'ardeur des rayons solaires ne produit pas seule.

Travaux de la moisson.

Il est bien remarquable, en outre, que c'est précisément pendant les rudes travaux de la moisson que nous avons le moins de malades. Les moissonneurs seraient-ils réellement sensibles aux beautés de la nature et y trouveraient-ils un charme à leurs fatigues ? Un poète l'affirmerait et je me surprends à hésiter, dans ma réponse, sous l'impression de leurs gais propos, de leur franc rire et de leurs couplets ignorés des usines. Telle serait une des causes à l'aide desquelles on pourrait expliquer la belle santé qu'ils conservent, malgré une alimentation insuffisamment réparatrice, au milieu de travaux aussi pénibles.

V. — Cimetière.

Le cimetière actuel, dont le sol est calcaire, est à une distance suffisante des habitations. Il est placé au nord du bourg et sur le point le plus élevé, de sorte que les vents d'ouest entraînent les exhalaisons vers les champs. Les plantations d'ormes, qui s'élèvent sur les propriétés qui le séparent des maisons, s'opposeraient, au besoin, à la transmission de ces émanations, dont les effets délétères sont aujourd'hui démontrés. Son étendue est, jusqu'à présent, suffisante; mais il est à craindre qu'il ne devienne trop étroit, dans un temps très-rapproché, si les concessions de terrain, concessions gratuites, jusqu'ici, continuent à être aussi fréquentes.

Je crois avoir épuisé tout ce que mon sujet offre d'utile à étudier, relativement à la matière proprement dite de l'hygiène. Je passe à l'étude de la pathologie comparée de Gamaches, et, de cet examen, jaillira plus évident encore, la salubrité de cette commune.

PATHOLOGIE.

I. — Maladies épidémiques et contagieuses.

Quelle ne devait pas son insalubrité lorsqu'elle était entourée de Viviers, de fossés profonds remplis d'eau dormante, que

sa place publique, si belle aujourd'hui, n'était qu'un cloaque,
au milieu duquel s'élevait une église, avec son cimetière? aussi,
retrouvons nous, dans nos chroniques, des traces des désastres
qui décimèrent nos aïeux. « La peste pénétra à Gamaches
« en juin 1587. Depuis qu'elle avait désolé Eu, en 1582,
« des précautions avaient été prises, des barrières avaient
« été placées aux portes, et on ne recevait qu'avec réserve
« les étrangers dans la ville. Le terrible fléau fit plus de 100
« victimes... En 1596, la peste fit à Gamaches une nouvelle
« irruption vers le commencement d'août. Cette fois le nom-
« bre des victimes de 255 en six mois, chiffre effrayant pour
« une population de 6 à 800 âmes. Il faut ajouter d'ailleurs
« que tous les décès de l'année réunis à ceux de l'année sui-
« vante, s'élèvent à 356, c'est-à-dire, à environ la moitié
« de la population. » (*Gamaches et ses seigneurs*, par F. S.
Darsy.) Nos prédécesseurs ont noté la fréquence des fièvres
intermittentes qui étaient endémiques. Il y a quelques années à peine, dans une commune voisine de La Vallée, elles
prenaient souvent le caractère pernicieux. Quant aux épidémies que j'ai observées depuis 18 ans, il me paraît utile de
confondre leur récit, jusqu'à un certain point, avec le résumé
de celles qui se sont montrées dans les localités voisines.
J'ai tenu note des suivantes : en 1840, la commune d'Em-
brevisse, distante de cinq kilomètres, a été ravagée par une
épidémie très meurtrière de scarlatine avec angine gangréneuse. Dans plusieurs cas la maladie revêtît la forme
pernicieuse. Je trouve, à se sujet, dans mes notes, que l'on
avait curé les mares et que la vase avait séjourné tout l'été
dans la rue principale. Ce fût précisément dans le voisinage
de ces dépôts que le mal fit plus de victimes. Une seule famille, y perdit, en huit jours, trois jeunes filles de la plus
vigoureuse santé. Cette épidémie eût la gravité du choléra...
En 1852, la même commune fût envahie par la fièvre typhoïde, qui, pendant deux ans, y passa à l'état d'endémie,
ainsi que dans les communes voisines de Dargnies et de Bui-

gny-les-Gamaches... En 1852 et 1853, cette maladie fit des ravages notables à Maisnières et surtout à Maigneville, et, cependant, malgré les relations quotidiennes qui existent entre ces différents villages et le chef-lieu de canton, nous n'avons eu aucun cas de fièvre typhoïde. En 1854-55, une épidémie de rougeole enveloppa l'arrondissement d'Abbeville tout entier. Elle fût assez grave pour que, dans plusieurs communes, il fallut fermer les écoles, dont beaucoup étaient devenues désertes. Gamaches n'échappa pas entièrement à l'influence épidémique ; mais cette influence se résolut en une roséole tout à fait bénigne... Faut-il tenir compte de plusieurs cas de fièvre intermittente et d'une épidémie de rougéole, sans gravité, que nous avons eue à la date 1849 ? pendant l'été de cette même année, plusieurs enfants et quelques adultes furent atteints de variole confluente. Une dame âgée de 34 ans, vaccinée, fût couverte de nombreuses pustules, qui laissèrent, après un développement régulier, des cicatrices profondes. Un cordonnier, également vacciné, eût d'abord la rougéole, puis une variole très-confluente, avec gonflement énorme de la face, stomatite grave, et délire. Les cicatrices sont très prononcées. Deux petits garçons succombèrent, l'un le 17e jour de la maladie, l'autre le 15e à la stomatite gangréneuse. J'ai fait sans, succès, plusieurs tentatives de revaccination ; dans un cas, il s'est développé des pustules phlycténoïdes dont le pus est resté inerte. Voici les quelques remarques qui découlent de l'examen des 24 cas de choléra que nous avons eus à cette date de 1849 : invasion subite, impossibilité d'y saisir la plus petite trace d'importation... Une femme, entourée de cholériques, fût prise d'une gastro-entérite aigüe qui se termina par la guérison. Une autre femme fût aussi atteinte d'une inflammation aigüe du tube digestif; son mari et sa fille moururent, dans le même temps. dans la même chambre et sur la paille commune aux trois malades. Chez la fille les évacuations furent excessives... Cette femme se rétablit parfaitement. Quelles circonstances défavorables à la contagion !

comment expliquer cette cohabitation du choléra de la gastro-
entérite alors que ces deux états morbides conservent leur
individualité intacte ! Je livre aux partisans de la contagion
le fait suivant qui a au moins le mérite de l'authenticité :
dans la nuit du 27 mars, je trouvai la femme Dimpre à la période d'asphyxie, pendant deux jours son enfant ne prit, pour
tout aliment, que le liquide, d'apparence à peine laiteuse,
qu'il pût extraire des seins flasques et froids de sa mère qui
mourût après une réaction incomplète due au chloroforme. Ce
nourrisson, que l'on aurait pu croire voué à une mort certaine, ne souffrît pas le moins du monde de ce régime.

L'épidémie a sévi surtout sur les femmes qui ont fourni les
deux tiers des cas ; le fléau a levé aussi un large tribut pro-
portionel sur l'enfance. La vieillesse a conservé l'immunité
dont elle a joui dans les épidémies antérieures. La plupart des
malades ont été surpris dans l'isolement le plus complet de
tous cholériques. — Nous avons eu à déplorer seize décès.
Je regrette de n'avoir pas employé plus tôt le choloforme, au
quel je crois pouvoir attribuer de belles réactions et la plus
grande partie du succès. Un assez grand nombre de cas se
rapproche évidemment de la variété adynamique des fièvres
typhoïdes... En 1850 et en 1854 nous avons eu de nombreuses amygdalites bénignes et en 1852 une épidémie de scarlatine également inoffensive. Ce sont là les seules épidémies
que nous avons observées depuis 1839. Nous avons eu, il est
vrai, plus de cholériques que les localités environnantes ;
mais qui connait les lois qui président au développement ou
à la transmission du choléra ?

II. — Maladies spodariques.

1° PHLEGMASIES. — FIÈVRES. — Ainsi que je l'ai déjà dit,
les inflammations aigües des organes contenus dans la poitrine sont très rares, comparées à celles que nous sommes appelés à traiter dans notre clientèle du dehors. Il est certain
que ces phlegmasies sont plus nombreuses dans les villages

situés près de la forêt. Ce fait serait-il dû à l'attitude de ces communes ou aux rudes travaux que nécessite l'exploitation du bois ? toujours est-il qu'il m'est arrivé detraiter, pendant un seul hiver, onze pleuro-pneumonies dans un village de 450 âmes ; plusieurs familles de bûcherons sont remarquables par la facilité avec laquelle elles contractent la pneunomie. Je répète aussi que la fièvre typhoïde ne fait parmi nous que de très-rares apparitions. Je ne me rappelle pas y avoir vu deux typhoïques dans la même maison. Il est une maladie, attribuée surtout à nos contrées, la suette ; il ne s'en est présenté aucun cas. Les suites de couches étaient encore bien meurtrières il y a un quart de siècle : elles ont perdues leur gravité, grâce aux luttes qu'il a fallu soutenir contre l'ignorance, les préjugés et surtout contre l'habitude. Les remèdes échauffants, les rôties au vin ont perdu leur vogue. On consent à supprimer les couvertures trop chaudes, à changer de linge, à renouveler l'air. Avec de l'insistance nous parvenons à obtenir un séjour au lit de quelques jours ; mais il faut, pour cela, dérouler chaque fois, le tableau des dangers d'un travail trop hatif ; citer même des femmes affligées de déviations, d'abaissements, de prolapsus de la matrice.

2º MALADIES DIATHÉSIQUES. — MALADIES CHRONIQUES. — VICES DE CONFORMATION, ETC. — L'amélioration la plus évidente qui se manifeste dans la pathologie de Gamaches est relative à l'affection tuberculeuse en général ; mais elle est surtout frappante quand on s'arrête à la pthisie pulmonaire. Que de familles enlevées ou largement décimées par les tubercules des poumons à une époque toute voisine de la notre ! Je n'en découvre dans ma mémoire et dans mes notes que cinq cas avérés depuis 17 ans. Ce progrès serait-il dû, en partie, à l'introduction de nombreux éléments étrangers dans la population indigène ? Les affections cancéreuse ne sont réprésentées, dans ce depouillement, que par deux faits de cancer de l'utérus et par un cas de cancer de l'estomac. La diathèse scrofuleuse, peu active en général, borne ses effets à des conjonctivites, à des otites, à des adénopathies sans gravité. Cependant une carie scrofuleuse des os du pied a nécessité l'amputation de la jambe. Une famille présente cette particularité que tous ses membres ont des déviations de la colonne vertébrale, déviations qui n'entravent en rien l'exercice régulier des fonctions. Pas un seul cas de mal de Pott ne s'est offert à mon observation. Deux individus sont rachitiques, un enfant de 7 ans est affligé de spina-bifida, sa constitution est chétive, mais il peut prendre une part active à tous les jeux de son âge. Les métrorrhagies sont loin d'être rares; j'en ai vu un cas lié à l'existence d'un polype, qui s'est détaché spontanément. Une femme vient de mourir, après avoir été ponctionnée plus de cent fois, dans l'espace de 18 ans, pour pallier les souffrances que lui occasionnait une hydropisie de l'ovaire. Une vieille fille, ayant comme la malade qui précède, franchi la soixantaine, porte , depuis plus de vingt ans, un énorme kyste de l'ovaire; elle n'en éprouve pas la plus légère incommodité. On peut dire que les maladies de l'appareil urinaire sont inconnues à Gamaches. Je n'ai à consigner qu'un cas de gravelle rouge, un autre relatif à une hématurie rénale, et enfin un cas de rétention d'urine par inflammation et abcès de la prostate. Pas une plaie de mauvaise nature, pas un ulcère, pas une plaie d'amputation, qui ne se soit guèrie comme la plaie la plus simple, même lorsque l'instrument avait porté sur des tissus profondément altérés... Sur un total de 400 accouchements au moins, six seulement ont nécessité l'emploi du forceps. Nous avons deux pieds-bots, deux aveugles, l'un par suite d'ophthalmie syphilitique, l'autre par suite de la variole ; un sourd par l'effet aussi de la petite vérole — un sourd-muet ; trois amputés, le premier, pour carie scrofuleuse (j'en ai déjà parlé), les deux autres pour lésions traumatiques ; trois individus, âgés tous trois de plus de cinquante ans, se sont donné la mort ; deux par submersion, le troisième par strangulation ; deux appartenaient au sexe féminin. Le père du suicidé s'était pendu. Ces trois suicides que l'on ne peut expliquer que par quelque altération de l'intelligence ont été accomplis pendant la chaleur de l'été.

Tel a été, depuis 18 ans, l'état sanitaire du bourg de Gamaches.

ETHNOGRAPHIE.

La nécessité d'une méthode suffira-t-elle pour légitimer tout ce qu'il y a de prétention dans l'intitulé de ce chapître ? La statistique ne peut être de quelque utilité que si elle agit sur de grandes masses, quelles données utiles, en effet, peut produire le dépouillement des registres de l'état civil d'une bourgade ? Dans les quatre dernières années le nombre des naissances atteint le chiffre total de 241... 126 appartiennent au sexe masculin, 115 au sexe féminin ; 17 sont illégitimes. Cette proportion n'est que de quelques centièmes au-dessus de celle de la statistique générale. Le chiffre des décès est de 175 ; ce qui donne un excédant de 66 naissances ; cet excédant n'entre donc, en chiffre ronds, que pour un sixième dans l'accroissement de la population qui a été, entre les deux derniers recensements, de 400 âmes... Il serait assez curieux, au point de vue moral, de comparer l'époque des naissances des enfants légitimes avec l'époque des mariages des parents. Il n'est pas douteux, que dans un certain nombre de cas, l'union des sexes ne devance de beaucoup, les consécrations civile et religieuse du mariage. Il n'est pas douteux non plus, que dans bien des cas, le motif déterminant du mariage ne soit une grossesse commençante, grossesse qui ne donne souvent qu'un fruit avorté ou chétif par l'effet des précautions prises pour la dissimuler...

Il est de rumeur publique que, chez les ouvriers, des produits de conceptions illégitimes disparaissent. J'ai de fortes raisons pour regarder cette rumeur comme fondée et, bien que je ne puisse citer de fait précis, je n'hésite pas à dire que bien des avortements criminels passent inaperçus dans ces bas-fonds de notre population où l'on ne retrouve même plus l'instinct de la brute. Une jeune fille a succombé dernièrement aux suites d'un avortement provoqué et produit par l'usage de la rue. La justice n'a pu saisir les preuves matérielles du crime. Mais ce crime n'en est pas moins réel. Dirai-je que dans la classe aisée la stérilité est souvent toute volontaire ? Le Gamachois est généralement fort et robuste, ami de la bonne chère et notablement ichtyophage ; d'un caractère gai, porté au plaisir, enclin à la satire ; empreint, peut-être, d'une trop forte dose d'indépendance, il est, en général, bien près de tenir toute espèce d'autorité pour un joug pesant. Son esprit est vif, mais assez léger, peu susceptible de grandes conceptions. La plus forte partie de l'industrie de Gamaches n'est pas d'origine gamachoise... Le langage indigène est orné de saillies qui ne sont pas toutes attiques, mais assaisonnées fortement de vieux sel gaulois. Un linguiste y trouverait des expressions, des tournures de phrases, des dictons qu'il chercherait inutilement ailleurs.

⁓⁓⊗⁓

APPENDICE

relatif à plusieurs autres communes du canton de Gamaches et à la fièvre typhoïde.

Les communes qui composent le canton de Gamaches peuvent être rangées sous deux ordres très-distincts : les unes, en effet, et ce sont les plus nombreuses, sont tout-à-fait agricoles ; les autres sont exclusivement peuplées de serruriers. Dans quelques-unes, les deux industries se réunissent dans des proportions variées. Les communes livrées à l'agriculture sont toutes dans d'excellentes conditions hygiéniques par leur aisance plus grande, parce que les excès y sont moins fréquents et par la nature même des travaux. Je n'ai rien de particulier à en dire, et, du reste, dans ce qui va suivre, il sera facile de saisir ce qui leur est applicable.

Quatre villages, voisins les uns des autres, méritent, parmi les localités serrurières, une mention spéciale : ce sont Beauchamps, Dargnies, Embreville et Buigny. Les épidémies de fièvre typhoïde y ont été nombreuses, dans les trois dernieres surtout. Les vices de conformation, le rachitisme, les affections chroniques liées à la cachexie scrofuleuse, y sont endémiques. La population de Dargnies en est surtout entachée. Ces villages sont cependant situés dans la plaine, et leur altitude devrait leur donner un haut degré de salubrité. Mais ils renferment des mares qui reçoivent presque toutes des purins et laissent tous les étés leur boue à sec. J'ai signalé les cas de morts survenus à Embreville, dans le voisinage de ces boues. Les eaux de pluie, celles des fumiers, les eaux des ménages stagnent autour des habitations trop accumulées. Ces amas d'eau dormante sont dus au défaut de pente du terrain, à l'imperméabilité du sous-sol, de nature argileuse, et à l'existence d'un grand nombre de hautes futaies d'ormes, dont les branches sont presque horizontales et le feuillage très épais. Quelle que soit l'influence revivifiante de ces plantations sur l'atmosphère, il est permis de se demander si elles ne sont pas plus nuisibles par l'humidité qu'elles entretiennent qu'utiles par la purification de l'air. Je dénonce encore les couvertures en chaume. L'accumulation des logements, que je viens d'indiquer, est surtout considérable à Dargnies. On est étonné sans doute de rencontrer cette cause d'insalubrité dans un village, et c'est un des abus que produit le morcellement indéfini de la propriété foncière...... N'est-ce pas pour ces maisons qu'il paraîtrait utile d'exiger les précautions et les mesures que j'ai hasardées à la page 132, tels que l'exhaussement, l'établissement d'un pavé ou d'un plancher, et au-dessous une couche de matière calcaire lorsque la construction ne serait pas sur cave ?.....

Fumiers. — Quelle que soit l'opinion que l'on adopte sur les effets des fumiers , il n'est guère possible de nier que la fermentation qui s'y établit ne répande dans l'atmosphère des gaz et des miasmes nuisibles. Je n'ai comme preuve de la nocuité de ces effluves que ce fait : que presque tous les cas de fièvre typhoïde que j'ai vus se sont présentés dans le voisinage d'eaux de cour stagnantes, de purin ou de fumier. Ce fait est certain pour ce qui est relatif aux cas multiples, c'est-à-dire pour ceux où la contagion est admise par beaucoup de praticiens ruraux. L'odeur infecte qui s'exhale de certains fumiers n'est-elle pas, d'ailleurs, un indice suffisant d'insalubrité ? Les fumiers insalubres seraient surtout ceux qui reçoivent les eaux des ménages, le sang des boucheries, etc., et qui ne sont pas bien aérés. Ils devraient donc être tenus à une grande distance des habitations, et les purins ne devraient pas s'écouler dans les mares ni dans les rues. Il est regrettable que la plupart des cultivateurs ignorent encore la valeur de cet engrais, que j'ai vu produire de si beaux résultats par voie d'arrosement. La science agricole et l'hygiène triompheront-elles de la routine ? elles ne peuvent que solliciter de l'administration supérieure les règlements et arrêtés nécessaires,

Les ouvriers serruriers travaillent dans des boutiques où se rencontrent toutes les conditions qui font les habitations malsaines. De plus leur peau est toujours enduite d'une couche épaisse de matière noire, mélange de poussière de charbon, de fonte et de sueur. Il est évident que ce vernis supprime les fonctions de la peau telles que: absorption, exhalation, respiration supplémentaire. Les dangers de cette suppression ont été démontrés expérimentalement par MM. Becquerel et Breschet. A toutes ces causes de débilitation et de cachexies, il faut ajouter la nourriture presque toute végétale. Est-ce dire toute la vérité, que de dire avec M. A. Payen : « que la consommation moyenne (en viande) « d'un habitant des campagnes n'est pas même le cinquième

« de ce qu'un parisien consomme et de ce qui conviendrait
« pour une bonne alimentation. » (*Des substances alimentaires*).
Que d'ouvriers, pères de famille, n'ont pour aliments, que
du pain, de mauvaise qualité souvent, et des légumes ? Nos
campagnes sont sillonnées aujourd'hui de bons et nombreux
chemins; mais, il y a peu d'années, les communications étaient
bien difficiles et rares ; les ouvriers étaient, du reste, cloués
à leur étau, par la gêne, et voyageaient fort peu ; il en résul-
tait de trop fréquents mariages entre les habitants de la
même commune et même entre parents. Jusqu'à quel point
peut-on faire intervenir le défaut de croissement, comme
agent pathogénique, dans un état morbide pour ainsi dire
constitutionnel et si bien circonscrit ? Il est un fait bien élo-
quent, sur les lieux mêmes : c'est celui d'une famille nombreuse, riche, se recrutant depuis un siècle de ses propres
membres, et dans laquelle, la scrofule héréditaire s'est tellement implantée, que l'esprit le moins clairvoyant peut prévoir
une dégénérescence rapide au physique, comme au moral.
Trois membres nés ou devenus idiots indiquent clairement
que ce résultat est prochain.

Les maisons d'école des communes rurales sont loin d'offrir,
en général, les garanties hygiéniques que l'on est en droit
d'espérer. Mais il en est une surtout qui se trouve dans les
conditions les plus déplorables ; c'est celle de la commune de
Buigny-les-Gamaches : qu'on se figure une écurie, humide à
ce point que l'instituteur est dans la nécessité de recommander à ses élèves, d'apporter des bouts de planches pour mettre
sous leurs galoches, tant le sol est humide. Telle est la maison
d'école en temps ordinaire ; mais en temps de pluie, ce doit
être un vrai bourbier.

Fièvre typhoïde. — Je serais incomplet et je n'aurais pas,
sans doute, rempli l'intention de la Société Médicale, si je ne
revenais pas sur la fièvre typhoïde, pour l'envisager sous le
point de vue, si controversé, de la contagion ; et, d'abord,
qu'il me soit permis de poser cette question : la fièvre ty-

phoïde est-elle réellement aussi fréquente qu'on le dit ? Sydenham, Lieutaud se sont posé la même question par rapport aux fièvres putride et maligne : ils ont constaté que l'on abusait déjà de ces dénominations : « les fièvres sont loin d'être « communes, dit le judicieux Sydenham. » Stoll fait observer que « l'inflammation se cache plus souvent qu'on ne le « pense ordinairement sous la forme de fièvre putride, ou se « complique avec elle. Un diagnostic exact, ajoute-t-il, est « extrêmement nécessaire dans ce cas , mais extrêmement « difficile. »

L'auteur de la *Nosographie philosophique* a signalé, en termes énergiques, l'abus que l'on faisait, de son temps, de la *dénomination de fièvre maligne qu'on donnait le plus souvent indistinctement aux maladies les plus graves.* N'est-il pas vrai que le cours actuel des idées nous porte à déclarer typhoïdes des états morbides qui n'ont de typhoïde que les apparences , des phlegmasies aiguës avec des symptômes réactionnels plus ou moins intenses du côté des centres nerveux ? J'ai vu plusieurs de ces inexactitudes de diagnostic, et j'en ai commis plus d'une. Mais ce n'est pas principalement pour signaler les traitements irrationnels fondés sur ces diagnostics erronnés que j'insiste sur ce sujet ; mon but est d'appeler l'attention sur la terreur qu'inspire aux populations la fièvre typhoïde et de recommander la plus grande réserve lorsqu'il s'agira de se prononcer sur la nature des maladies graves. C'est bien là le cas de s'abstenir dans le doute. Mais quelle ne sera pas l'épouvante, si à celle qu'inspire la maladie seule , on ajoute l'épouvante plus grande encore de la contagion ? Dans l'immense majorité des cas, je n'ai vu qu'un malade par maison ; je n'ai vu qu'une seule fois une garde-malade, c'était une jeune femme, nouvellement accouchée, prendre la fièvre typhoïde et l'emporter dans sa propre famille. Dans les cinq ou six occasions de faits multiples que j'ai rencontrés, voici comment les choses se sont passées : les parents sont tombés malades, dans un ordre de succession qui s'est établi en raison directe de la fréquence et de l'intimité des soins donnés, en raison inverse de la force physique et de l'énergie morale des personnes qui donnaient ces soins. Ainsi c'était, le plus souvent, après beaucoup de jours et de nuits passés au lit du typhoïque, alors que celui-ci entrait quelquefois en convalescence, ce n'était qu'affaibli par par la fatigue, par la frayeur et par une nourriture insuffisante, que le garde-malade s'alitait à son tour..... En admettant la division, réellement fondée, de la fièvre typhoïde en cérébrale, pectorale et abdominale, j'ai remarqué que les cas multiples présentaient presque toujours cette dernière forme. S'il y a transmission, le miasme, qui en est l'agent, résiderait-il dans les matières qui constituent les selles ? Cette conjecture a été émise pour le choléra. Je rappelle que dans les cas multiples j'ai toujours trouvé des foyers infects dans le voisinage des habitations. Maintenant, quoiqu'il en soit de la contagion, et cette contagion étant admise, est-il sage de la proclamer, ou plutôt le devoir de l'administration et de ses médecins, notre devoir à tous, n'est-il pas de rassurer le moral des populations ? La réponse n'est pas douteuse pour nous, praticiens ruraux, qui avons vu tant de cholériques et de typhoïques, délaissés de leurs voisins, de leurs amis et même de leurs parents, n'obtenir que très-difficilement des soins mercenaires. Quel regret ne doit pas éprouver le médecin en face d'un tel abandon, lorsqu'il a eu l'imprudence de laisser échapper ces grands mots : *Fièvre typhoïde ! Contagion !*... Quel remords ne doit pas oppresser celui qui les a prononcés par un indigne calcul ! Oui, dans les villes, il peut être sans danger, utile même, d'isoler les malades. Les liens de la famille y sont plus serrés, quoiqu'on en dise ; et d'ailleurs, de nombreuses institutions de charité y tiennent lieu de famille et consacrent aux malades des soins dévoués et intelligents : mais il n'en est pas de même à la campagne. Le paysan n'est, que trop souvent, parent que pour hériter. Il ne comprend pas le dévouement, il n'y croit pas. Si donc on doit considérer le malheureux typhoïde

comme un foyer d'infection, qu'on lui procure ces secours que
ses amis et sa famille lui refusent et que prodiguent aux malades des villes ces religieuses dont aucun danger n'arrête le
zèle. Et, à ce propos, sortirais-je de mon sujet si j'émettais le
vœu, tant de fois émis, réalisé, dit-on, dans un autre département, par notre préfet actuel, que l'ouvrier rural pût trouver
des soins médicaux gratuits? Le médecin se fatigue devant le
grand nombre d'indigents qui s'adressent à lui, et en face
d'une misère telle que les secours pharmaceutiques sont inac-
cessibles. Le pauvre artisan, accablé sous le poids de travaux
insuffisamment rémunérés, mal logé, mal vêtu, mal nourri,
jette un œil d'envie sur les ouvriers des grands centres. Il les
voit secourus et soignés avec sollicitude : il se croit, et il est
souvent meilleur qu'eux ; il part pour la ville. Que les riches
propriétaires ruraux laissent tomber, sur leur village, quelque
parcelle, si petite qu'elle soit, de ces riches legs ou donations
qu'ils font souvent aux établissements charitables des villes !
que l'administration réalise, dans les limites du possible (l'ouvrier des champs est patient), les promesses descendues du
trône impérial jusque dans les hameaux et nos ouvriers n'émi-
greront plus. Que l'on soit bien convaincu que l'ignorance
seule du paysan n'explique pas le peu d'empressement qu'il
met à soigner sa santé : il faut tenir compte de sa gène presque
continuelle ; s'il s'adresse souvent aux charlatans, s'il consulte ordinairement les pharmaciens, c'est pour éviter les
frais de visite. Mais dans tous les cas, l'administration doit le
protéger contre les pièges tendus à sa crédulité, ou à sa parci-
monie. Que dire de la conduite de ce maire, qui, l'hiver dernier, délivra à plusieurs de ses administrés des certificats
d'indigence pour l'obtention gratuite des consultations et des
drogues qu'un charlatan débitait sur la place publique ? Cet
industriel n'a pas emporté de cette commune moins de 70 à
80 francs de bel et bon argent.

Parmi les services rendus par les médecins ruraux se dis-
tinguent ceux qui sont dûs aux vaccinateurs ; on peut affir-

mer que tous les enfants sont efficacement vaccinés ; et c'est avec raison qu'un arrêté préfectoral décide que les *vaccinateurs ne seront tenus de vacciner gratuitement* que les indigents.

Résumé des améliorations.

Si je ne me fais illusion, on peut conclure de ce qui précède que, 1° Gamaches est une localité très salubre, — 2° que les causes d'insalubrité que l'on y trouve ne sont pas inhérentes à la localité même, 3° que ces causes, qui sont toutes accidentelles, peuvent être détruites ou notablement amoindries, 4° qu'il suffit, pour cela :

1° De faire exécuter les arrêts et les jugements qui suppriment les couvertures en chaume, et qui ordonnent leur démolition (ceci est surtout relatif aux communes rurales proprement dites) ;

2° D'appliquer autant qu'il est possible de le faire, la loi sur les logements insalubres ;

3° D'exiger, pour les constructions neuves, les garanties de salubrité que j'ai indiquées page 132, ou d'autres jugées plus utiles ;

4° De s'opposer à l'écoulement des résidus de la distillerie dans la Vimeuse;

5° D'autoriser la commune de Gamaches a construire un local plus convenable pour les sœurs d'école ;

6° D'empêcher ou de réprimer l'écoulement des eaux de fumiers, de boucherie, etc., dans les mares et dans les rues; ces mesures seraient surtout utiles dans les communes agricoles;

7° De faire enlever les boues plus souvent ;

8° De faire élaguer les arbres avec le plus grand soin ;

9° De veiller avec attention à l'exécution des lois et règlements qui régissent la boulangerie ;

10° De vendre la viande par catégories de morceaux et de prix. Cette mesure serait d'une haute portée en généralisant ou en étendant la consommation des viandes de qualité moyenne ou même de troisième qualité. L'alimentation deviendrait ainsi plus variée, plus complète et plus salubre.

11° De surveiller la qualité du lait.

12° Il est dans les villages, une violation habituelle du code rural, celle de l'art. 13 de l'appendice de ce code, qui prescrit l'enfouissement des bestiaux morts ; je signale surtout les inconvénients de l'usage qu'ont les taupiers d'accrocher aux branches, comme trophée, des guirlandes de taupes, dont la putréfaction dégage une des odeurs les plus infectes que l'on puisse supporter. La nécessité d'une répression sévère est démontrée par les accidents graves et même mortels produits par les piqûres d'insectes qui s'étaient repus des restes putréfiés des cadavres restés sur le sol.

13° Enfin l'hygiène réclame la suppression, ou l'assainissement de la maison d'école de la commune de Buigny-les-Gamaches.

Qu'il me soit permis, en terminant, de joindre ma voix à celle de l'autorité municipale, et de solliciter, avec tous les amis de nos pauvres, la désunion de notre bureau de bienfaisance et de l'hospice de Saint-Valery. Le nombre de nos indigents s'est considérablement accru, et le moment n'est peut-être pas éloigné où les revenus du bureau et les souscriptions de la Société des Amis des Pauvres seront insuffisants. Qui ne voit d'ailleurs les inconvénients du transport de nos malades à une distance de 26 à 28 kilomètres ?

Puisse donc l'autorité supérieure, si protectrice des malheureux, rendre aux nôtres la plénitude de leurs biens.

Maintenant ai-je rempli complètement les vues de la Société Médicale ? Je n'ose l'espérer, mais j'ai la conviction d'avoir été vrai.

26 juin 1857.

ESSAI

SUR LA TOPOGRAPHIE MÉDICALE

DE

LA VILLE DE MONTDIDIER,

Par le Docteur Ernest MANGOT.

ESSAI

SUR LA TOPOGRAPHIE MÉDICALE

DE LA

VILLE DE MONTDIDIER.

Un auteur a dit avec raison : « La nature des lieux exerce
« sur les hommes de profondes influences, et leur santé n'en
« éprouve pas de moins fortes de la part de l'état moral et
« économique. »

Frappé de cette grande vérité, j'ai cherché à recueillir mes
idées sur la topographie physique et médicale d'une ville,
très-ancienne selon les traditions, mais peu étendue, qui mérite cependant quelque attention de la part de l'homme qui se
propose de conserver la santé publique par l'observation des
lois d'une hygiène raisonnée, et de décrire les diverses maladies particulières à la localité : je veux parler de Montdidier.

J'étudierai l'organisation physique des habitants de cette
localité, les maladies qui les affligent, après avoir toutefois
considéré les lieux, l'air, les eaux, d'après les principes
d'Hippocrate : « De aere aquis et locis. » « Si quis ad urbem
« sibi incognitam perveniat, circumspicere oportet ejus sitam,
« quo modo scilicet ad ventos et solis exortus jaceat ac simul
« quomodo habeant circa eam aquæ..... Terra etiam inspi-
« cienda ; hominum insuper diæta perquirenda, quâ maxime
« capiantur, an bibuli sint, etc. »

Il serait peut-être inconsidéré de vouloir parler de l'origine de Montdidier dans un travail de topographie médicale ; nous entrerons néanmoins dans quelques détails à ce sujet.

On ne saurait fixer au juste l'époque à laquelle la ville a commencé. Nous osons croire qu'elle remonte à des temps fort reculés, puisque César en parle dans ses *Commentaires*. (Cæsar, *Commentaires*, liv. II, cap. 5.)

Son antiquité n'étant pas bien connue, malgré ce témoignage incertain, nous exposerons plusieurs opinions.

« Si le siècle où nous vivons, dit le Père Daire, ne rejetait
« point ces conjectures hasardées, il ne serait pas difficile
« d'établir que cette ville a été bâtie sur les ruines de l'ancienne
« *Oppidum Bratuspantium* dont parle César. Un homme digne
« de foi m'a assuré avoir lu, dans un ancien manuscrit en
« latin, que cette ville était habitée avant la conquête des
« Gaules par les Romains, et qu'elle le fut encore par les
« conquérants, puisque César s'en rendit maître avant d'en-
« vahir la Belgique et l'Angleterre. D'autres enfin disent,
« peut-être avec plus de raison, qu'un roi des Lombards,
« Didier, voulant faire tomber au pouvoir de ses lois le pape
« Adrien Ier, et s'emparer de tous ses Etats, tomba lui-même
« au pouvoir de Charlemagne, empereur d'Occident, qui le
« fit emprisonner dans un château appelé le Chatel, peu
« éloigné de Corbie. » D'après cette idée, dit le Père Daire,
Didier passerait pour le restaurateur de Montdidier.

Guillaume le Breton, qui vivait en 1180, partage absolument la même opinion, et dit dans ses *Philippiques* : « Nam
« Desiderii Mons, Roia, Nigella, Peronna, cumque sub urbem
« urbs ambia subditione ejus erat. »

On voit dans l'histoire de France, du Père Daniel, que le roi des Lombards fut d'abord relégué à Liége, où il y fut quelque temps ; de là transféré à Corbie, il y mourut.

Il nous semble aussi raisonnable de croire qu'un fort fut construit sur le haut de la montagne. Les habitants d'alentour, voulant se mettre à l'abri des incursions des barbares qui ravageaient le pays, bâtirent des maisons sous la protection de

ce fort et successivement une ville. Il est probable aussi que
la fertilité du territoire attira dans cette contrée une notable
partie de malheureux qui, voulant se rendre indépendants,
élevèrent un fort sur la montagne, d'où probablement cette
ville a tiré son nom de ces mots latins : *mons desideratus*,
à cause de son élévation et de la facilité avec laquelle on pouvait se défendre contre ses ennemis.

Sans vouloir m'étendre sur des hypothèses plus ou moins
raisonnables, je terminerai cet aperçu historique en disant que
Montdidier servit de résidence aux rois de la seconde race ; le
palais qu'ils habitaient existe encore et sert de temple à la
justice.

Comme ville forte, elle eût à soutenir plusieurs siéges mé-
morables contre les armées espagnoles, commandées par les
fameux généraux Jean de Werth et Piccolomini.

Montdidier donna naissance à plusieurs personnages distin-
gués, tels que le médecin Fernel, l'helléniste Capperonnier,
Bosquillon, le traducteur des œuvres d'Hippocrate, l'illustre
Parmentier, l'orientaliste Caussin de Perceval, etc.

Position géographique.

Montdidier, une des villes les plus agréables du département de la Somme, est située sur un terrain crayeux, à pente
très-escarpée vue du sud, de l'ouest et du nord-ouest, sur
un terrain à peu près plat du côté de l'est et du nord-est. Elle
est distante de 3 myriamètres 1/2 sud-est d'Amiens, 5 1/2
nord-ouest de Compiègne, 6 1/2 de Saint-Quentin, 2 de Roye.

Elle se trouve par le 0 13' 51" de longitude, et par le
49e 48' 57" de latitude, prises au méridien de Paris.

La ville, dont l'horizon est libre, est exposée à tous les
vents, qui trouvent un facile passage pour chasser les miasmes
qui peuvent se dégager et rendent l'air très-salubre.

Etendue de la ville. — Son intérieur.

L'étendue de la ville est d'environ cinquante minutes de
circuit. Etant aperçue du sud-ouest, elle présente la forme

d'un croissant dont la concavité regarde l'observateur. Au sud elle paraît en amphithéâtre.

La ville se divise en deux parties distinctes : la haute et la basse ville ou faubourgs ; ceux-ci sont au nombre de trois : le faubourg de Paris ou du Saint-Sépulchre, le faubourg de Saint-Médard et le faubourg de Saint-Martin.

Supposons un voyageur arrivant de Paris par la route de Clermont et se rendant à Amiens. Il traversera la ville dans son plus grand diamètre, en commençant par le faubourg de Paris, qui se trouve séparé de la ville par la route de Rouen à Saint-Quentin, dans une direction de l'ouest à l'est. A quelques mètres de cette route, il montera en ville par une pente assez raide ; il verra à sa droite l'église du Saint-Sépulchre, dont la construction remonte au XIIe siècle ; un peu plus loin que l'église, il arrivera sur la place dite du Grand-Marché, à laquelle aboutissent perpendiculairement à droite et à gauche diverses rues dont la plus importante pour la circulation est celle de Roye. Rien sur la place n'attirera l'attention du voyageur que l'hôtel-de-ville, qui n'est pourtant pas un monument très-remarquable.

La place est de forme ovalaire ; elle se prolonge au nord jusqu'à une autre petite place, au milieu de laquelle se trouve la statue en bronze de l'illustre Parmentier. A cette place viennent aboutir les rues d'Amiens, de Becquerel et de St-Pierre.

Laissons pour un instant ces dernières et remontons la rue de Roye. A partir de la place du Grand-Marché, cette rue se dirige de l'ouest à l'est, et se termine à une place assez vaste, dite du Marché-aux-Vaches. A cet endroit commence le faubourg de Roye, qui n'est remarquable que par un établissement hospitalier destiné aux vieillards et aux enfants des deux sexes, ainsi qu'aux malades.

En remontant vers le nord, on arrive à une assez jolie promenade, nommée le Chemin-Vert. En quittant cette promenade, on est conduit par un petit sentier au cimetière de la ville, dont l'étendue ne se trouve plus en rapport avec le nombre de décès que fournit la population. L'administration municipale a compris qu'il fallait remédier à cet état de choses, et, à cet effet, a achetée un terrain voisin, comprenant deux journaux ou 84 ares destinés à l'agrandissement du cimetière.

En quittant ce lieu et dirigeant ses pas de l'est à l'ouest, on arrive à la route d'Amiens. Remontant ensuite cette route du nord au sud, on traverse une place très-vaste, qui porte le nom de Marché-aux-Chevaux, où vient aboutir au nord la rue d'Amiens que nous avons quittée, il y a peu d'instants, pour entrer dans celle de Roye. Cette rue se prolonge jusqu'à la place de Parmentier, où se rendent également les rues de Becquerel et de Saint-Pierre.

La rue de Becquerel, dont la pente est des plus rapides, dangereuse pour la circulation, conduit aux faubourgs St-Médard et Saint-Martin, qui se trouvent en contre-bas de la ville de 80 à 100 mètres.

La rue Saint-Pierre se dirige du sud-est au nord-ouest ; on laisse à sa droite l'église Saint-Pierre, dont la construction date de la Renaissance.

Cette rue aboutit à une très-jolie promenade, limitée au nord-est par l'établissement des Lazaristes, et au sud-est par le Palais de Justice.

Au nord, à l'ouest, au sud, l'horizon de cette promenade est libre. On y jouit d'un coup d'œil magnifique, que l'on rencontre rarement dans nos pays. Cette promenade se trouve élevée de près de 150 mètres au-dessus du niveau de la rivière.

Nous avons dit plus haut que la ville, vue du sud-ouest, offrait l'aspect d'un croissant à concavité regardant l'observateur. Les faubourgs de Paris, Saint-Médard, Saint-Martin, rayonnent de cette concavité et s'étendent, l'un au sud, celui de Paris ; les deux autres au sud-ouest et à l'ouest.

Après avoir parcouru la ville dans ses principaux quartiers, parlons de ses rues et de ses habitations.

Ses rues sont en général d'une grande irrégularité et assez étroites pour la circulation des voitures. Il faut reconnaître que depuis quelques années, la municipalité a compris qu'il fallait rémédier à cet état de choses, et, bon nombre de maisons anciennes ont été démolies pour l'aggrandissement des rues et l'embellissement de la ville.

Le pavage est très-défectueux et aurait besoin d'être mieux entretenu. Le pavé de certaines rues assez fréquentées est dans le plus mauvais état. Celui des rues de Roye, de la Place du Marché, de Saint-Pierre, aurait besoin d'être remanié. Des chaussées fendues devraient être changées en chaussées bombées, particulièrement dans les rues d'Amiens et de la Croix-Bleue, qui sont les plus passagères de la ville.

Quant aux faubourgs, ils ne sont pas pavés, ce qui fait que dans les temps de pluie, en hiver surtout, les eaux y occasionnent une boue fort incommode, et entretiennent une humidité très-préjudiciable à la santé des habitants. Pour parer à cet inconvénient, les rues des faubourgs devraient être pourvues de ruisseaux pavés. Je noterai principalement la rue dite des Tanneries, qui, faute de pente assez prononcée, laisse croupir les eaux le long d'habitations, qui ne présentent pas toutes les garanties de salubrité.

Les habitations sont en général assez mal bâties, s'élevant rarement à la hauteur de deux étages. Cependant, depuis quelques années, elles s'améliorent, et les vieilles maisons d'autrefois, qui souvent ne présentaient aucune commodité et qui étaient malsaines, font place à d'autres plus en rapport avec le goût et les habitudes du siècle.

Les habitations des faubourgs, qui offrent plus de prise à la critique, sont à peu près ce qu'elles étaient il y a un demi siècle. Ces habitations, généralement construites d'une manière fort grossière, ne présentent pas toutes les garanties désirables contre les intempéries de l'air. Elles sont souvent construites en torchis, ou mélange de paille hâchée, incorporée à de la terre grasse, souvent à de la boue. Depuis peu de

temps, il faut l'avouer, ou voit s'élever de nouvelles constructions ; la tuile et la panne remplacent le chaume, et , par une
mesure administrative très-sévère , il est expressément dé-
fendu de recouvrir en chaume. Cependant l'amérioration qui
se manifeste depuis peu de temps, sera encore longue à s'opé-
rer d'une manière générale, car la routine exercera toujours
son empire , quoiqu'on fasse, dans ces quartiers qui récèlent
une population ouvrière très-nombreuse et peu fortunée, souvent même réduite à la plus affreuse misère, placée sous
la dépendance de propriétaires peu fortunés eux-mêmes , et
peu soucieux de savoir leurs locataires logés dans des habitations saines et pures. Nous devons citer particulièrement
une grande partie des habitations de la rue dite des Tanneries , où logent un assez grand nombre d'ouvriers , comme
étant des plus malsaines ; c'est principalement pour cette rue
que l'on nomme dans le pays *rue Souffrante*, que l'administration devrait faire observer les réglements sur les logements
insalubres.

Si les habitations que l'on construit aujourd'hui dans nos
faubourgs, n'offrent plus les mêmes désavantages que celles
d'autrefois, il n'en faut pas conclure qu'elles soient construites dans des proportions telles que toutes les garanties
d'hygiène et de salubrité y soient observées. L'individu, qu'il
soit jardinier, cultivateur ou bien ouvrier, s'il fait construire,
ne réfléchit pas assez aux maladies que la mauvaise disposition de son habitation peut occasionner aux membres de sa
famille, obligés souvent de vivre en commun. Dans les temps
rigoureux, pendant l'hiver , le froid se fait sentir dans des
chambres étroites, peu convenablement closes et dans lesquelles il n'y a le plus souvent pas de cheminée. L'été, il y
règne une chaleur humide, qui peut hâter et produire la fermentation des matières végétales accumulées dans la pièce une
grande partie de la journée . Souvent, ces habitations ne possèdent qu'une fenêtre très-étroite, éclairant peu l'intérieur,
de façon que les rayons du soleil ne peuvent y pénétrer.

Dans ces maisons règne toujours un encombrement inévitable. Une famille, composée souvent de 6, 7 et même 8 membres, occupera la même pièce le jour et la nuit. Deux ou trois lits serviront pour le *coucher commun.* Ajoutons à ce tableau la malpropreté souvent inhérente à la population ouvrière, et nous pourrons comprendre comment les maladies peuvent survenir inopinément.

Annexes des habitations.

Sous le nom d'annexes des habitations, nous comprenons : 1° les cuisines ; 2° le système d'écoulement des eaux ménagères ; 3° les puisards ; 4° les latrines; 5° les écuries, les étables, etc.

1° LES CUISINES. — Dans les grandes maisons, chez les personnes aisées, la construction des cuisines est généralement bien ordonnée. Chez l'habitant des faubourgs, comme chez celui de la campagne, la cuisine, qui ne l'occupe que fort peu, se fait souvent dans la même pièce que celle qu'il habite. Il ne s'inquiète pas si les exhalaisons culinaires, jointes à la vapeur du charbon des poêles, que chaque ménage ouvrier possède maintenant, peuvent lui occasionner des accidents.

2° SYSTÈME D'ÉCOULEMENT DES EAUX MÉNAGÈRES. — Les pierres d'évier sont souvent une cause d'infection. Beaucoup de propriétaires de la ville laissent leurs domestiques enfreindre les ordonnances de police qui défendent de répandre les eaux ménagères sur la voie publique. Il en résulte qu'en tout temps et surtout pendant les chaleurs de l'été, certaines parties de la ville, qui devraient jouir d'une propreté parfaite deviennent, par la putréfaction des matières grasses, de véritables foyers d'infection.

Dans les faubourgs, les eaux ménagères qui ne contiennent pas assez de substances nutritives pour être données aux bestiaux, sont jetées sur la voie publique, ou dans les cours, et vont alimenter des mares ou cloaques infects qui peuvent exercer la même influence que les marais.

Chaque habitant des faubourgs, par une routine blâmable, que la police est heureusement parvenue à détruire laissait croupir devant sa porte des monceaux de fumier, des parties végétales en décomposition qui répandaient aux alentours une odeur infecte. Si cet abus a été supprimé, il serait nécessaire que la police intervint d'un autre côté et défendit de laisser séjourner dans les cours des habitations autres que celles des cultivateurs le fumier qui s'y pourrit. Naguères encore, alors que les bouchers n'étaient pas tenus de tuer leurs bestiaux à l'abattoir de la ville, le fumier provenant de leurs tueries, croupissait dans leurs cours et produisait des émanations fort désagréables pour les voisins. Outre le fumier qui se pourrit dans les cours, il existe souvent une fosse, peu profonde, qui sert de rendez-vous aux eaux croupissantes des étables, qui viennent hâter la décomposition excrémentitielle des bestiaux.

3° PUISARDS. — Dans les maisons bourgeoises, le système d'écoulement des eaux ménagères est aussi vicieux que la masse croupissante des résidus d'étables. Ces eaux, quand elles ne se rendent pas sur la voie publique qu'elles infectent par leur décomposition, se rendent dans des puisards. Ces puisards, quand ils ne reçoivent que les eaux pluviales, n'offrent aucun inconvénient ; mais ils acquièrent un haut degré d'insalubrité, par l'addition des eaux ménagères, eaux de relavure, eaux de savonnage, eaux de lessive, etc.; par l'infiltration des eaux dans les puits qui se trouvent dans le voisinage, puis par le dégagement d'effluves putrides qui proviennent de l'accumulation des liquides et de leur fermentation.

Dans un village voisin de Montdidier, bien situé, exposé au vent du nord, plusieurs personnes sont atteintes pendant les chaleurs de l'été, de fièvre tierce compliquée de dyssenterie. Les animaux, chevaux et vaches, tombent malades ; plusieurs meurent d'accès foudroyants en quelques heures. On ne savait à quelle cause attribuer ces affections qui s'étaient déclarées d'une manière si brusque. Ayant eu l'occasion de me trouver dans ce village, je crus reconnaître dans la présence de plusieurs puisards et de fossés à eaux croupissantes, la cause naturelle et véritable de ces affections. Cette cause ayant disparu, les maladies cessèrent spontanément.

4° Latrines. — Les latrines sont bien souvent le fléau des habitations privées des villes ; c'est souvent un point que l'on néglige trop dans la construction des maisons.

Tout le monde connaît le danger de leurs émanations. L'ammoniaque et l'acide sulfhydrique sont les principaux gaz qui se dégagent des fosses. Dans les grandes villes, les fosses sont situées sous le sol des caves et même des secondes caves, ce qui rend difficile et périlleuse l'opération de la vidange. Leur méphitisme se trouve augmenté par le mélange des matières que les fosses ne devraient jamais recevoir, notamment celui des eaux ménagères.

Les cabinets communiquent aux fosses par des conduits, soit en terre cuite, soit en fonte ; on y joint souvent un conduit d'aspiration qui porte au-dessus des toits les émanations qui se forment dans la fosse. Dans la localité, les cabinets, toujours situés au rez-de-chaussée, communiquent avec les fosses directement, par un simple conduit en maçonnerie. Les fosses sont en général d'immenses carrières creusées dans la craie compacte, de temps immémorial. Les matières qui se rendent dans les carrières se sèchent promptement, par la facilité avec laquelle les eaux s'infiltrent. Il ne règne jamais ou rarement de ces émanations incommodes et dangereuses dans les habitations pourvues de ces latrines.

Dans les faubourgs, les maisons étant généralement dépourvues de latrines, l'entour de la maison, la voie publique sont les endroits où sont déposées les immondices excrémentitielles.

Il existait, il y a quelques années encore, des endroits isolés, propriétés de la ville que l'on nommait communes. Ces communes servaient de déversoir aux eaux pluviales, et en même temps de latrines publiques dont les résidus étaient rarement enlevés. On les a supprimées, avec raison, car elles n'étaient qu'un vaste foyer d'infection. Aujourd'hui, ces foyers d'infection sont plus nombreux et contribuent puissamment à répandre dans l'air des émanations sinon dangereuses, du moins repoussantes pour les personnes adonnées aux plaisirs de la promenade.

Les ordonnances de police prescrivent à chaque habitation d'être pourvue d'une fosse d'aisance. L'administration néglige trop ce point. Elle devrait rechercher si chaque habitation en est pourvue et enjoindre aux propriétaires de maisons dépourvues de fosses d'aisance d'en faire établir. Souvent, il est vrai, le peu d'étendue de l'habitation, l'absence d'une cour empêchent ou en facilitent peu l'établissement. On peut alors y subtituer le système des fosses mobiles, invention si précieuse pour la salubrité des habitations et dont le temps a justifié l'usage. Avec les simples soins de propreté, ce système est infiniment préférable aux latrines avec fosses. « Il peut « s'appliquer partout ; il facilite l'enlèvement des matières « et permet de le faire sans malpropreté ; il préserve les ou- « vriers des dangers de l'asphyxie ; il empêche la dégra- « dation de nos édifices et contribue à augmenter la masse « disponible des engrais. » (Parent Duchatelet, tome II, p. 400.)

Un grand nombre d'habitations étant dépourvues de latrines, soit fixes, soit mobiles, la voie publique et ses abords doivent fatalement en tenir lieu. Dans ce cas, il serait opportun et de la plus grande utilité, que l'administration municipale fit établir, comme dans les grandes villes, des latrines publiques, et remédiât au dégoûtant usage d'uriner contre les murs des habitations par l'établissement d'urinoirs dont on prévient la fermentation pendant quinze jours, comme cela s'observe depuis longtemps à Toulouse, en y jetant du goudron de houille ou de la suie de cheminée. La salubrité et les mœurs y gagneraient beaucoup. Cela serait d'une égale importance pour l'agriculture, en même temps qu'il y aurait avantage réel en prévenant la dissémination et par suite la perte des excréments solides et liquides.

En effet, d'après MM. Liebig et Boussingault, les excréments solides et liquides d'un homme s'élèvent par jour à environ 750 grammes ; 625 grammes d'urine et 125 de fecès : ils renferment 3 pour cent d'azote, ce qui donne pour un an 273 kil. 750 gr. d'excréments, contenant 8 kilogr. 205 gr. d'azote, quantité suffisante pour 400 kilogr. de grains de froment, seigle, avoine ou orge, et qui, ajoutée à l'azote puisée dans l'atmosphère suffirait à faire produire annuellement à 50 ares la récolte la plus riche ; l'urine d'un seul homme donnant par an 228 kilogr. 125 gr., servirait à fumer plus d'un are de terrain.

5° LES ÉCURIES, LES ÉTABLES. — D'après les principes d'hygiène et de salubrité, les écuries, les étables doivent autant que possible être éloignées des demeures. C'est ce qui n'arrive que très-rarement, surtout dans nos faubourgs et dans nos campagnes ; leur construction laisse beaucoup à désirer. En général, elles sont mal construites, trop proches et contiguës même aux habitations. ¡Elles laissent dégager des émanations de matière animale et végétale en décomposition, surtout quand la propreté n'y règne pas. Souvent, près de ces écuries, on accumule une grande quantité d'excréments solides et liquides qui couvrent le sol et filtrent dans les mares et les puits, où elles vont corrompre les eaux destinées au breuvage des bestiaux. L'administration, dans ces cas, devrait veiller, comme je le disais plus haut, à ce que les cultivateurs ou jardiniers aient à déposer leurs fumiers dans un endroit disposé *ad hoc*, et à ce qu'ils ne les laissent pas croupir plus de dix à quinze jours dans l'intérieur de leur cour. Les cultivateurs trouveraient beaucoup plus d'engrais, les fumiers étant placés par petites meules, dans des endroits écartés de la cour, et arrosés de temps à autre avec le purin. Ceux dont l'étendue de cour serait trop minime, devraient charrier leurs fumiers sur une pièce de terre et l'y laisser séjourner pendant un temps plus ou moins long. On assainirait par ce moyen bien des habitations.

Des habitations publiques.

Les édifices publics sont peu nombreux. L'Hôtel-Dieu réuni à l'Hôpital-Général, le collége des Lazaristes, la prison, la salle d'asile, tels sont ceux dont nous parlerons.

L'Hôtel-Dieu et l'Hôpital-Général ne font qu'un seul et même établissement ; la population de la ville est trop faible pour permettre d'avoir deux établissements hospitaliers distincts.

L'Hôpital sert de refuge aux vieillards et aux enfants des deux sexes ; l'Hôtel-Dieu ne consacre ses salles qu'aux malades indigents de la ville.

Ce bel établissement, destiné à recevoir d'une manière permanente et temporaire des réunions d'hommes plus ou moins considérables, est établi dans de bonnes conditions ; il se trouve à une certaine distance des habitations privées, sur un emplacement libre et vaste, dans une direction du nord-est au sud-ouest. Sa forme est celle d'un carré dont trois de ses côtés servent au logement de la population de l'établissement. Chaque côté du carré est surmonté d'un étage. Au rez-de-chaussée, du côté tourné à l'est, les salles sont au nombre de deux, pour la portion destinée au service médical de l'Hôtel-Dieu, salle des hommes et salle des femmes. Ces deux salles sont vastes et offrent toutes les conditions nécessaires à l'aérage, à la ventilation, au chauffage et à l'éclairage. Les lits sont au nombre de douze pour la salle des hommes et de dix pour celle des femmes. Le nombre de lits est souvent insuffisant à certaines époques de l'année, l'hiver surtout. L'administration se trouve souvent forcée de renvoyer des convalescents pour faire place à d'autres malades, de sorte qu'il arrive que ces convalescents qui auraient pu guérir en resant un plus grand nombre de jours, retombent aussitôt eur sortie et sont forcés de demander de nouveau leur admission. Il y aurait, en évitant cet état de choses et en instituant un plus grand nombre de lits, avantage et pour l'administration et pour les malades.

La population de l'hôpital se compose de 185 personnes ainsi réparties :

Hôpital . . .	Hommes. . . . . . . , ...	40
	Femmes	40
Enfants . . .	Filles.	40
	Garçons	40
Hôtel-Dieu		De 20 à 25

La population de l'hôpital ne varie pas ; le chiffre se trouve être toujours le même, les vides fournis par les décès étant immédiatement comblés.

L'Hôtel-Dieu n'admet pas dans ses salles les maladies spéciales, telles que les affections vénériennes, les maladies de la peau, non plus que les femmes en couche. C'est une anomalie qui devrait être réformée et à laquelle l'administration de l'assistance publique devrait songer. Du reste : « Le système « hospitalier de France manque d'unité ; la nature, la forme « et l'efficacité des secours offerts aux indigents malades de- « vraient être les mêmes sur toute l'étendue du territoire ; « les mêmes règles devraient présider à l'admission des mé- « decins dans la pratique des hôpitaux ; partout, en un mot, « le malheureux devrait trouver le même ensemble de soins, « les mêmes garanties de guérison ou de soulagement, le « même genre d'assistance, le même régime d'administration. « C'est à l'Etat, non aux communes, que doit revenir la tu- « telle des malades, des vieillards et des orphelins. » (Michel Levy, *Hygiène*, t. II, p. 650.)

Les économistes sont effrayés des progrès que font certains établissements de bienfaisance. Selon eux, ce serait organiser la misère et le paupérisme, encourager la paresse et le dérèglement des mœurs, que de secourir ceux que la misère ou la maladie forcent à venir frapper à la porte d'un hospice pour y

trouver un asile et des secours. « L'Etat, a dit Montesquieu,
« doit à tous les citoyens une subsistance assurée, la nourri-
« ture, un vêtement convenable et un genre de vie qui ne soit
« point contraire à sa santé. » (*Esprit des Lois*, liv. xxxii.)

Les malheureux, en effet, méritent toute la sollicitude de
l'administration, ceux surtout dont la misère n'est pas la suite
de la corruption des mœurs ou du libertinage.

Collège des Lazaristes. — Salle d'asile. — Ces deux
établissements, dont l'un, la salle d'asile, n'est pas encore ou-
vert aux enfants, réunissent aux avantages d'une bonne exposition celles d'une ventilation régulière et d'un cubage d'air
libéral, des dortoirs qui sont des plus spacieux. Les salles
d'étude sont accessibles à l'air et aux rayons du soleil ; les
cours pour les jeux sont spacieuses. Ces deux établissements
réunissent en général tous les éléments essentiels de l'hygiène.
Le collége fournit dans l'année un nombre peu élevé de malades ; les maladies les plus fréquentes sont les affections catarrhales, les angines, les bronchites, quelques pyréxies.

Prison. — La maison d'arrêt de Montdidier est ce que sont
toutes les prisons à système cellulaire. Il n'entre pas dans mon
cadre de m'étendre à ce sujet ; je dirai seulement que cette
prison ne sert qu'aux détentions préventives, que les condam-
nés à plus d'un mois, sont évacués sur la prison centrale
d'Amiens.

Le nombre de malades que fournit la population de cette
prison, qui se trouve très-souvent encombrée, est peu considérable. Les maladies les plus communes que j'ai remarquées
sont en général les affections cutanées, engendrées le plus
souvent par la malpropreté et la misère. Ce qui m'étonne, c'est
qu'il ne se manifeste aucune de ces affections particulières
aux prisons, produites souvent par l'encombrement, la mauvaise nourriture et les antécédents des individus. Le nombre
des cellules est de 30, et quelquefois la population monte à un
chiffre de 45 ou 50. Force est alors de mettre deux ou trois
prisonniers ensemble dans la même cellule. L'année dernière,

un commencement d'épidémie de variole, qui n'eût pas de suites graves, se manifesta dans cet établissement. Grâces aux précautions prises par l'administration, d'après les conseils du médecin, cette épidémie n'atteignit que quelques individus, et entre autres deux des enfants du concierge.

Dehors et terroir du pays.

Du haut de la ville, de la promenade dite du prieuré, on découvre une vallée et plusieurs plateaux, sans doute les plus fertiles et les plus riches de ce pays. Au sud, au sud-ouest et à l'ouest, la vue se perd sur un horizon assez étendu, terminé par une série de collines assez élevées et couvertes de bois, que nos modernes propriétaires tendent à faire disparaître.

A deux kilomètres environ vers le sud et l'ouest, on aperçoit différents villages assez rapprochés les uns des autres, tels que Le Mesnil-St.-Georges, Villers-Tournelle, Cartigny.

Au nord on voit les collines du Forestel, au sommet desquelles se trouve une assez belle ferme, entourée d'excellentes terres.

Tout à fait au sud, on découvre également un grand nombre de villages de l'Oise, peu distants de la ville. Parmi eux nous citerons seulement celui de Domfront, où se trouve une maison hospitalière destinée au soulagement de la vieillesse et des orphelins, fondée par Madame Alphonse Petit, qui y consacre toute sa fortune et ses soins.

A l'est de la ville s'étend une vaste plaine couverte de villages et dont le fonds de terre est des plus riches du pays et d'un excellent produit. La misère y est rare et ne s'y rencontre pas en aussi grand nombre que dans les villages de la vallée des Doms.

Au sud est, l'horizon se termine par les collines de Boulogne la Grasse et de Rollot. Ces deux villages dont l'importance est grande au point de vue de la population ne l'est pas moins sous celui de la richesse, la nature du sol y entrant en grande considération. Nous verrons quand nous parlerons de

a composition du sol, quels sont les éléments qui le consti-
uent ; entre ces deux villages se trouve une propriété nom-
née le château de Bains. Dans cette propriété existe une très
)elle source d'eau ferrugineuse à un très haut degré. En reve-
1ant de Rollot à Montdidier, on laisse sur la droite et sur la
;auche plusieurs villages dont quelques-uns appartiennent à
'Oise. Dans ces villages on y rencontre un assez grand nom-
)re d'affections de la glande thyroide. En contrebas de la ville
:t dans une direction du sud au nord-ouest, on aperçoit
1ne vallée arrosée par une petite rivière qui fertilise de nom-
)reux potagers. Cette rivière prend sa source dans le dépar-
.ement de l'Oise, en trois endroits différents, aux villages
le Dompierre, Domfront, Domelieu, d'ou son nom de rivière
les trois Doms.

A Domelieu, sa principale source, le Dom qui a déjà reçu
quelques eaux de fontaine, commence à grossir, et arrivé au
village d'Ayencourt peu distant de sa source, fait tourner un
premier moulin à farine ; il traverse ensuite le Monchel et
1rrive sur le terroir de Montdidier. Cette rivière est encore
1ugmentée par l'eau de plusieurs fontaines et de quelques
puits artésiens qui lui fournissent un volume d'eau assez
fort. A son entrée en ville, son lit est assez large et profond
3t sa pente est assez rapide pour donner à l'eau la force convenable pour alimenter les roues de plusieurs moulins à
farine.

Après avoir traversé une partie de la ville, dans les faubourgs, et avoir servi aux différentes industries de la localité, le Dom reçoit encore les eaux de plusieurs fontaines,
avant d'arriver aux villages de Courtemanches, Marest-Mou-
tiers et Gratibus.

C'est à partir de ces deux villages que l'on commence à
rencontrer des marais dont les effluves causent à certaines époques de l'année une notable proportion de fièvres
périodiques paludéennes.

Enfin cette rivière en serpentant dans la vallée, poursuit

son cours, et, après un trajet de quelques kilomètres, elle va se jeter dans la rivière d'Avre, aux villages de Pierrepont et et du Hamel.

La salubrité du sol, chacun le sait, doit se juger par sa hauteur relative, son exposition et la nature non marécageuse des lieux environnants, ce sont là les trois chefs auxquels se rapportent les indications considérées comme essentielles ; vient ensuite la qualité du terrain.

La nature du climat d'un lieu ne ressort pas seulement de sa distance au pôle, mais de plusieurs circonstances au nombre desquelles il faut placer d'abord l'élévation au-dessus du niveau de la mer. c'est un fait reconnu que les pays de hauteur sont plus salubres que les plaines, aussi rencontre-t-on beaucoup plus de malades dans les villages de la vallée des Doms que dans ceux situés au nord et au sud est de la ville.

Sur les hauteurs, la lumière et la chaleur sont moins intenses, les vents règnent continuellement, de sorte que les miasmes, les effluves, sont constamment balayés et offrent moins de danger. En outre le sol des hauteurs est généralement sec.

Sous le rapport de l'élévation, Montdidier et toute la région située au nord, au nord-est et à l'est se trouvent dans de bonnes conditions de salubrité. La région du sud-est ne présente pas les mêmes conditions, quoique située à une grande hauteur et jouissant d'une bonne exposition. Cela tient à la nature des terrains qui n'offrent plus la même composition géologique.

De même que les eaux, les terrains présentent différents degrés dans leur salubrité ou leur insalubrité.

La salubrité varie selon la composition minérale du sol. Ainsi, les terrains argileux sont souvent la cause de fièvres intermittentes ; ces terrains argileux, denses, imperméables peuvent donner lieu par la chaleur à des crevasses d'où s'échappent des exhalaisons miasmatiques, surtout dans les pays humides. On peut observer cette particularité dans la région du sud-est, à Rollot principalement. Le terrain est argileux, renfermant une grande quantité de fer sulfuré jaune mélangé à l'argile. Au-dessous de cette couche d'argile, on rencontre la glaise compacte, imperméable à l'eau. Les eaux traversant la couche d'argile, dissolvent une partie des sulfures et forment entre elle et la glaise une nappe liquide qui suinte dans les endroits déclives, sous forme de sources ou de fontaines éminemment ferrugineuses. La fontaine de Bains, dont nous avons dit un mot plus haut, provient de cette nappe d'eau.

C'est à la présence continuelle des eaux à peu de profondeur de la surface de la terre qu'est due l'humidité qui règne une grande partie de l'année dans cette région, et qui fournit à l'époque des chaleurs un assez grand nombre de fièvres intermittentes.

Sous le rapport du sol, les environs de Montdidier, à part la région du sud-est, se trouvent dans des conditions favorables. La ville elle-même, assise sur une hauteur composée de craie compacte et sur un terrain sec, jouit des mêmes conditions, en même temps qu'elle facilite l'écoulement des eaux pluviales par une pente des plus raides.

L'examen du sol nous permet de voir qu'il appartient à la classe des terrains secondaires ; ces terrains sont ceux qui s'étendent depuis le gré rouge bigarré jusques et y compris les grands dépôts de craie. Le terrain crétacé forme en général des plateaux ou des monticules à pentes excessivement raides. Au-dessous se trouve d'abord la craie grisâtre, grossière, sablonneuse et formant la craie trufau, puis blanche, compacte, et formant des blocs énormes. Ces couches de craie sont d'une épaisseur importante. Le forage de quelques puits artésiens a donné la preuve que la masse compacte de la craie s'étendait à une profondeur de plus de 100 mètres du niveau de la vallée.

On trouve dans les terrains crétacés, beaucoup de fossiles, tant mollusques ou zoophytes que poissons et reptiles, mais pas d'animaux à sang chaud.

Dans la région du sud-est, au village de Rollot, les terrains appartiennent à la période des terrains neptuniens ; on y rencontre comme je le disais plus haut une notable proportion de substances ferrugineuses , telles que des oxydes et des sulfures de fer, que l'agriculture emploie en grande abondance, sous forme de cendres noires.

Immédiatement au-dessus des terrains crétacés se trouve la terre végétale, l'humus, proprement dit , qui existe en plus ou moins grande quantité selon les régions.

Cette terre productive principalement en blé et autres céréales , se compose de plusieurs couches : la première de terre végétale dont la composition suit :

> Terre argileuse. . . . .   5 parties.
> Silice. . . . .   20 parties.
> Craie. . . . .   10 parties.
> Détritus végétaux. . . .   10 parties.

La deuxième est absolument formée d'argile, et est utilisée dans le pays pour la fabrication des briques.

Les différents sites de ce pays abondent en plantes dont un grand nombre fournit des ressources à la pharmacie.

NOMENCLATURE DES PLANTES USUELLES

D'APRÈS LE SYSTÈME DE LINNÉE.

Classe Ire.— MONANDRIE.

Hippuris vulgaris. — Pesse d'eau.

Classe II.— DIANDRIE.

Veronica beccabunga.
Gratiola officinalis.
Rosmarinus officinalis.
Verbenaca officinalis.

Classe III. — TRIANDRIE.

Valeriana officinalis. — Secale cereale.
Avena Sativa. — Hordeum vulgare.
Triticum hibernum. — Triticum repens.

Classe IV. — TÉTRANDRIE.

Plantago major. — Galium Verum.
    —   psyllicum.

Classe V. — PENTANDRIE.

Anchusa officinalis. — Symphitum officinale.
Borago officinalis. — Verbascum thapsus.
Betta rubra. — Conium maculatum.
Scandix cerefolium. — Anethum feniculum.

Classe VI. — HEXANDRIE.

Allium porrum. — Lilium candidum.
    —   Sativum. — Asparagus officinalis.
    —   Cepa. — Rumex patientia.

Classe VII. — HEPTANDRIE.

Æsculus hippocastanum.

Classe VIII. — OCTANDRIE.

Trapeolum majus.

Classe IX. — ENNÉANDRIE.

Rheum rhapunticum. (Jardins.)

Classe X. — DECANDRIE.

Ruta graveolens.
Saponaria officinalis.

Classe XI. — DODECANDRIE..

Agumonia eupatorium. — Euphorbia.
Sempervivum majus.

Classe XII. — Icosandrie.

Prunus cerasus. — Amygdalis persica.
—   domestica. — craetegus oxyacantha.
—   armeniaca. — Rubus fructicosus.
Pyrus communis. — Pyrus malus.
—   Cydonia. — Rosa sylvestris.
Rosa rubra. — Fragaria vesca.
Geum urbanum. — Spira ulmasica.

Classe XIII. — Polyandrie.

Papaver somniférum. — Papaver rheas

Classe XIV. — Didynamie.

Teucrium chamaepitys. — Teucrium chamaedrys.
Teucrium scordium. — Lavandula Spica
Mentha piperita. — Marrubium album.
Glecoma hederacea. — Thymus seropyllum.
Thymus vulgaris. — Melissa officinalis.
Ocymum basilicum. — Digitalis purpurea.

Classe XV. — Tetradynamie.

Erysimum officinale. — Sisymbrium masturtium.
Brassica rapa. — Brassica napus.
Brassica oleracea. — Synapis nigra.
Raphanus sativus. — Cochlearia officinalis.

Classe XVI. — Monadelphie.

Malva rotundifolia. — Althaea officinalis.
Geranium triste.— Geranium phaœum.

Classe XVII. — Diadelphie.

Fumaria officinalis. — Genista tinctoria.
Phaseolus vulgaris. — Pisum sativum.
Vicia faba. — Medica sativa.
Lathyrus sativus.

Classe XVIII. — Polyadelphie.

Classe XIX. — Syngenésie.

Lactuca sativa. Leontodon taraxacum.
Chicorium intybus. — Aretium luppa.
Artemisia absinticum. — Arthcmisia vulgaris.
Matricaria parthenicum. — Matricaria camomilla.
Achilea millefolium. — Calendula officinalis.
Viola odorata. — Viola tricolor.

Classe XX. — Gynandrie.

Arum maculatum

Classe XXI. — Monœcie.

Quercus robur. — Buxus sempervivens.
Juglans regia. Coryllus avellana.
Fagus sylvatica.— Urtica urens.
Cucurbita pepo.

Classe XXII. — Dioecie.

Salix alba.— Humulus lupulus.
Juniperus Sabina.— Rascus aculeatus.
Spinacia oleracea.— Cannabis Sativa.
Mercurialis annua.

Classe XXIII.— Polygamie.

Fraxinus excelsior.—Parietaria officinalis.

Classe XXIV. — Cryptogamie.

Lychen pulmonaria.— Boletus igniarius.

ZOOLOGIE

DE MONTDIDIER ET DE SES ENVIRONS.

L'étude de l'histoire zoologique de ce pays, ne nous fournira que quelques détails, étant peu importante au point de vue médical. En suivant une progression ascendante depuis les animaux les plus bas jusqu'aux plus élevés dans l'échelle zoologique, nous serons conduits à les citer plutôt qu'à les décrire.

1° INVERTÉBRÉS. — Parmi les invertébrés nous trouverons d'abord les articulés qui comprennent le genre Cancer Astacus, ou l'écrevisse commune, très recherchée dans ce pays et que l'on trouve en grande quantité dans les eaux vives de la banlieue de Montdidier.

Parmi les insectes, nommons l'Apis Mellifica, ou l'abeille, pour le produit sucré qu'elle donne. Il existe dans l'intérieur de la ville et dans ses environs, un assez grand nombre d'essaims. Le miel qu'ils fournissent ne le cède en rien aux miels les plus renommés.

2° MOLLUSQUES. — Les Mollusques ne fournissent pas d'animaux susceptibles de servir à la nourriture de l'homme. Les moules d'eau douce que l'on retire de quelques étangs des environs, ne peuvent être que des aliments de nécessité.

2° Vertébrés.

1° POISSONS. — Les poissons que la rivière des trois Doms renferme, sont excessivement rares aujourd'hui. On pouvait encore il y a quelques années y trouver des brochets, truites et anguilles. Depuis deux ans surtout, le poisson a complètement disparu. Cela tient sans nul doute aux eaux de plusieurs fabriques, tanneries, teintureries, sucrerie, qui vont se mélanger aux eaux de la rivière.

La sucrerie fondée depuis deux ans, laisse écouler dans la

rivière par des égouts creusés pour cet usage, une matière grasse, limoneuse, qui n'a pas peu contribué non seulement à faire périr les diverses espèces de poissons, mais encore à donner à l'eau un goût particulier ; les bestiaux n'en veulent plus être abreuvés. Le conseil de salubrité de l'arrondissement par mesure sanitaire a provoqué le changement de cet état de choses.

2° Reptiles. — Les reptiles tels que les grenouilles, les crapauds, sont en grande quantité, surtout dans les lieux bas et humides où l'eau est stagnante.

Les lézards que l'on rencontre, ne sont pas dangereux; ils servent de jouet aux enfants. Les grenouilles seules servent d'aliment, principalement pendant le carème. C'est un aliment très léger et convenable pour les estomacs faibles et délicats ; le bouillon en est souvent prescrit comme moyen nutritif, aux convalescents des maladies longues du tube digestif.

3° Oiseaux. — Les oiseaux sont nombreux ; les plus répandus sont : le canard, l'oie, le pigeon, le poulet et la poule.

L'hiver dans les prairies, on rencontre un assez grand nombre d'oiseaux de passage, le rale d'eau y est très commun.

4° Mammifères. — Parmi les mammifères, l'ordre des ruminants est celui qui est mis le plus à contribution ; les bêtes de somme sont aussi multipliées que le besoin des habitants peut l'exiger. Ils sont bien nourris, parce que les paturages artificiels et les fourrages sont abondants et de bonne qualité. En général ils sont peu sujets aux maladies, parce que les eaux sont courantes et l'air pur.

Le bœuf, presqu'inconnu dans le pays, il y a 99 années, commence à y être utilisé.

Les vaches sont très nombreuses chez les habitants des faubourgs qui en font un objet de spéculation, par la vente du lait et par le graissage pour la boucherie. Les vaches donnent une grande quantité de lait pour la consommation de la ville ; néanmoins, il est encore difficile de se procurer cet aliment.

Depuis quelque temps, les laitières altéraient leur lait; elles ajoutaient une proportion notable d'eau qui sans être nuisible à la santé, pouvait cependant produire quelques maladies surtout chez les jeunes enfants. La police par de sages mesures est parvenue à détruire cet abus, de sorte qu'il est possible maintenant d'avoir de bon lait. Le fumier que donnent les vaches est un excellent engrais pour les prairies cultivées, dont la production en légumes est abondante. Les légumes des jardiniers de Montdidier, passent en effet pour les meilleurs des départements voisins. Qui ne sait d'ailleurs qu'il se vend à Montdidier année ordinaire pour dix à douze mille francs de raves et de radis seulement.

Les bêtes à laine ne sont pas nombreuses ; pourtant des fermiers, qui ont des cultures importantes dans le canton, entretiennent de grands troupeaux. Quant aux animaux carnivores, tels que le loup, le renard, ils sont très rares, même dans les grands bois des alentours.

Les lièvres, les lapins, sont en assez grande quantité, au pied des collines qui entourent la ville.

DES EAUX.

Il n'est peut-être pas de ville aussi mal partagée sous le rapport des eaux, que Montdidier. Les eaux, qui servent à la consommation, doivent avoir certaines qualités : elles doivent être limpides, légères, aérées, douces et froides en été, tièdes en hiver, sans odeur, d'une saveur fraîche : elles doivent bouillir sans se troubler, ni former de dépôt, cuire les légumes secs et dissoudre le savon. Les eaux à Montdidier, n'offrent pas ces qualités.

Il y a quelques années, plusieurs propriétaires, pour échapper à l'obligation de se servir des eaux de puits, ont fait
construire des citernes dans leurs habitations. Aujourd'hui
les maisons bourgeoises pour la plupart possèdent une
citerne.

La rivière des Doms qui traverse une partie de la ville
pourrait servir à l'alimentation si son eau n'était pas altérée
par les résidus de plusieurs fabriques.

Quant aux deux fontaines, l'une en amont et l'autre en aval
de la rivière, leur trop grande distance et le défaut de leur
entretien ne permettent pas qu'on s'en serve facilement.

Examinons les eaux de puits, celles des citernes, de la rivière et des fontaines, et nous verrons qu'elle est la meilleure
pour la consommation.

Eaux de puits. — En ville les puits qui se trouvent au
nombre de quinze à vingt, suffiraient aisément à la consommation, si leurs eaux étaient potables. Elle sont peu aérées et
très-chargées de matières étrangères en décomposition. Il y a
peu de temps, les habitants de tout un quartier se sont ser-
vis pour leurs besoins journaliers de l'eau d'un puits dans lequel un cadavre humain avait séjourné pendant quinze jours.
Il ne se passe pas de semaine, où les hommes chargés de descendre dans les puits ne retirent quelques cadavres de chats,
chiens ou rats. Ces matières étrangères, les infiltrations des
lieux d'aisance des maisons voisines, les résidus solides de la
voie publique et d'autres immondices que les jeunes enfants se
plaisent à y jeter, altèrent profondément les eaux des puits.

Ce qui les rend encore impropres, c'est une notable quantité de substances calcaires en dissolution. Soumises en effet à
à l'action de plusieurs réactifs, l'eau des puits, présente à
l'analyse les caractères suivants :

1° L'azotate d'argent a occasionné un dépôt très abondant
d'azotate de chaux, en partie soluble dans l'acide nitrique,

ce qui indique la présence de l'acide carbonique : ce précipité également soluble dans l'ammoniaque dénote la présence de l'acide sulfurique combiné à une base de chaux.

2° L'acétate plombique produit un précipité abondant de carbonate de plomb.

3° L'hydrochlorate de baryte m'a donné un précipité très sensible, insoluble dans l'acide hydrochlorique, ce qui annonce la présence de l'acide sulfurique combiné à la chaux.

4° L'acide oxalique m'a donné un précipité abondant d'oxalate de chaux.

5° La dissolution de savon a fourni un précipité abondant, d'oleate et de margarate de chaux.

6° La teinture de tournesol n'a pas changé de couleur, ce qui indique qu'il n'y a pas d'acide à l'état libre.

7° La teinture de noix de galles, et l'hydrocyanate de potasse n'ont fourni aucun précipité ; il n'y a donc aucune parcelle de fer en dissolution.

8° L'eau évaporée jusqu'à siccité, a produit une poudre composée de carbonate et de sulfate de chaux, mélangée à un peu d'alumine.

. De ces données, je crois devoir conclure d'une manière générale que les eaux des puits sont de mauvaise qualité et ne doivent pas servir aux besoins journaliers des ménages.

Eaux de pluie. — Citernes. — Comme je l'ai avancé précédemment, beaucoup de propriétaires pour échapper à la mauvaise influence des eaux de puits, ont fait construire des réservoirs appelés citernes, destinés à recevoir les eaux du ciel qui tombent des toits, au moyen de tuyaux en terre cuite ou en fonte, placés depuis la gouttière, et s'ouvrant à la voûte de la citerne. Les toits sont généralement couverts en ardoises ; par ce moyen, les eaux ne dissolvent pas de matières salines qui se trouvent sur les toits couverts en tuiles. Dans son trajet du toit à la citerne, l'eau n'a pas le temps de dissoudre de matières inorganiques. La citerne ne renferme aucune végétation, de sorte que l'on n'a pas à craindre la putréfaction de certaines plantes qui pourraient lui communiquer des principes délétères.

La quantité d'eau que contient chaque citerne, est calculée sur celle des eaux de pluie ; en général, une citerne de la capacité de 600 hectolitres pourrait alimenter 20 à 25 personnes par an. Tous les 4 ou 5 ans, il est nécessaire de retirer du fond de la citerne le limon provenant de la poussière dont l'eau s'est chargée en tombant sur les toits.

L'eau de citerne est l'eau potable par excellence ; elle vaut même l'eau des sources. Elle reste toujours claire, toujours fraîche, même dans les fortes chaleurs. Elle est vive, agréable au goût, et d'une digestion facile ; elle paraît chaude en hiver et fraîche en été. A l'analyse, les sels d'argent et de baryte n'accusent aucun précipité, surtout si les eaux sont tombées sur des ardoises. Les toits en tuiles, sur lesquels il entre une certaine quantité de mortier à la chaux, mélangé de crotins de cheval, pourraient en laisser dissoudre une fraction variable.

Eaux de Fontaine. — La ville possède deux fontaines qui seraient d'une bien grande utilité, si elles étaient moins éloignées et mieux entretenues. L'une d'elles, la fontaine dite des Blancs Murets, isolée de toute voie de communication pratiquable, se trouve à un kilomètre de la ville et forme avec les eaux de deux puits artésiens une petite rivière qui vient se jeter dans la rivière des Doms, au faubourg de Paris. Là elle forme abreuvoir où chacun conduit chevaux et voitures. Le lit de cet abreuvoir se trouve considérablement détérioré ; l'eau s'y trouble et dissout une grande quantité de substances étrangères susceptibles de rendre les eaux impropres aux besoins de la boulangerie qui s'en sert journellement. Il serait à désirer que l'administration municipale modifiât cet abreuvoir, ou tout au moins établît une pompe qui servirait à alimenter les nombreuses personnes qui viennent s'y approvisionner. Il serait très-facile en cet endroit d'établir une machine à vapeur de la force de quatre à cinq chevaux, qui distribuerait l'eau dans la ville au moyen de conduits souterrains. Malheureusement, les revenus de la municipalité sont trop exigus pour pouvoir songer à cette proposition. De pareils travaux exigent une réunion de moyens qui n'est donnée qu'à l'administration municipale d'une ville dotée de forts revenus, ou bien à une compagnie industrielle qui, je suis fondé à le croire, en retirerait de beaux et gros bénéfices.

L'autre fontaine, dite de la Madeleine, se trouve à l'ouest de la ville. Son éloignement est aussi la cause que ses eaux beaucoup plus limpides, mais aussi en moins grande abondance, servent peu aux usages des habitants.

Les deux faubourgs Saint-Médard et Saint-Martin pourraient, plus que toute autre partie de la ville, en profiter, mais leurs habitants préfèrent se servir des eaux bourbeuses et corrompues de la rivière. L'entretien de cette fontaine est presque nul; naguères, il était impossible d'y arriver, encaissée qu'elle était. Aujourd'hui, on y arrive plus facilement au moyen d'un escalier en pierre que l'administration a fait établir.

L'analyse des eaux de ces deux fontaines nous a démontré l'existence de carbonate de chaux en faible proportion, de chlorure de magnesium et d'aluminium, aussi en quantité minime. Les eaux de la fontaine des Blancs-Murets, prises à l'abreuvoir, renferment des traces de matières organiques. Cela tient à ce que les eaux de cette source ont déjà parcouru un trajet assez étendu dans des fossés que l'on cure rarement, et dans lesquels les jardiniers, par une coupable négligence, jettent des résidus de légumes qui s'y corrompent.

Eaux de rivière. — Les eaux de la rivière des Doms, pures à leur source et avant d'entrer en ville, changent au fur et à

mesure qu'elles avancent et qu'elles servent à diverses industries. Immédiatement à leur entrée en ville, les eaux sont uti-
lisées par l'industrie privée et présentent un degré d'impureté
proportionné aux résidus de fabrique qu'elles reçoivent. Cette
rivière ne roule pas ses eaux sur un fond de sable, mais de
bourbe qui leur communique en certains endroits une couleur noirâtre et une odeur fétide, lorsqu'elle se trouve mise
en mouvement soit par les eaux provenant des égouts de la
ville, soit par toute autre cause mécanique. Il se dégage alors
une grande quantité de gaz proto-carbure d'hydrogène. J'at-
tribue encore avec raison l'impureté des eaux à l'amoncelle-
ment des boues, au savonnage du linge qui s'effectue sur ses
bords, à la putréfaction de matières animales provenant du travail des peaux dans les tanneries, et surtout aux eaux de
lavage provenant de la fabrique de sucre, qui renferment une
grande quantité de substances animales et végétales en décomposition.

Toutes ces causes réunies ne doivent pas rendre les eaux
très-pures : cette impureté se rencontre encore à quelques
kilomètres de la ville, puisque le poisson, depuis que la rivière reçoit les eaux de la fabrique, a presque complètement
disparu.

L'analyse des eaux de la rivière, prises à plusieurs endroits,
m'a démontrée d'une manière très-claire qu'elles sont impropres aux usages journaliers des ménages. Prise au sud, le plus
près possible de sa source, l'eau renferme du carbonate de
chaux, une notable proportion de chlorure d'aluminium. Prise
dans l'intérieur des faubourgs, à quelques mètres de l'endroit
où les eaux de la fabrique de sucre viennent se jeter, j'ai reconnu la présence de l'hydrogène sulfuré ; Les sels de plomb,
en effet, ont accusé un précipité noir de sulfate de plomb ;
les produits ammoniacaux y sont en assez notable quantité.
En soumettant cette eau à l'évaporation jusqu'à siccité dans
une capsule de porcelaine, le résidu a, pour les eaux prises
avant leur entrée en ville, donné une couleur blanche, légère-

ment teintée, qui a fait effervescence avec les acides ; pour les eaux prises dans la traversée des faubourgs, le résidu a donné une couleur fortement brunâtre, due sans doute à une grande quantité de matière animale et végétale, tenue en dissolution ou suspendue dans le liquide, et charbonnée par l'action du calorique.

L'eau qui sert aux besoins des habitants, prise aux puits, est donc d'après ces données de la pire qualité. Elle doit nécessairement entrer pour quelque chose dans l'étiologie des maladies que l'on observe assez souvent dans la localité, du goître, par exemple, affection assez commune chez les personnes peu aisées de la société, qui sont condamnées à faire usage d'eaux de puits ou de rivière, et que la misère empêche de soutenir leurs forces, par une alimentation et des boissons saines et fortifiantes.

Population de Montdidier.

La population de Montdidier est d'environ quatre mille habitants. La principale occupation est l'agriculture ; la branche la plus importante du commerce est la vente du blé. Les nombreux jardins maraichers que l'on entretient avec beaucoup de soin, fournissent des légumes de toutes sortes qui s'exportent au loin à 8 et 10 lieues.

Les légumes sont la principale nourriture des habitans, et de la classe ouvrière en particulier. Cependant, depuis quelque temps, ils se nourrissent de viande. Le pain n'est pas de première qualité et laisse beaucoup à désirer. Depuis la cherté des céréales surtout, la cupidité des fariniers s'est accrue, et en même temps les farines ont éprouvé un notable changement dans leur pureté ; ils y font entrer une forte proportion de farines d'orge, de seigle, de févelottes, et les vendent comme provenant uniquement de blé 1er choix, il y a donc falsification et tromperie sur la qualité de la marchandise vendue. Le vin, le cidre et la bière, sont les boissons des personnes aisées ; mais la classe ouvrière , qui depuis quelques années surtout que les boissons ont éprouvé une augmentation considérable dans les prix , ne peut s'en procurer à volonté, se rejette sur d'autres beaucoup plus funestes et dont elle fait unusage immodéré : une proposition avait été faite par certains philantropes de la ville, de former une société de tempérance : heureuse idée, qui est morte avant d'avoir vécu.

Le département de la Somme est un de ceux où la consommation de l'alcool est la plus étendue. L'arrondissement de Montdidier, qui renferme une population ouvrière assez nombreuse, en consomme une grande quantité. La ville de Montdidier à elle seule consomme à peu près la même quantité que tout le canton. Il s'est bu en 1856, d'après le compte de la régie, 388 hectolitres 84 litres d'alcool calculés sur le degré moyen de 46°, ce qui donne 845 hectolitres 30 litres d'eau de vie ou 3,042,000 petits verres ; ou bien deux hect. 1/2 à peu près par jour ou 3400 petits verres. Cette progression, qui va en augmentant chaque année, tient aux nombreux débits que l'administration a permis d'ouvrir ; le recensement des hôtels, cafés, cabarets, débits, bouges, etc., m'a fourni le chiffre énorme de 70 ; dans ce nombre, je ne comprends pas tous les épiciers qui vendent l'eau-de-vie sur le comptoir.

Le corps d'état qui fournit le plus d'ivrognes dans la localité est celui des menuisiers ; les maçons et les ouvriers tanneurs suivent de près ; comme ces trois classes d'ouvriers comprennent un nombre d'individus assez grand, il s'en suit que le nombre des ivrognes est également considérable.

De tous temps on a voulu sévir contre l'ivrognerie ; malgré les peines corporelles et morales que l'on infligeait aux ivrognes, malgré les sociétés de tempérance, malgré les conseils et les préceptes de la religion, cette plaie de la société s'est toujours entretenue ; aulieu de disparaître elle tend au contraire à s'accroître.

Sous Charlemagne, on chatiait de l'excommunication quiconque s'énivrait dans l'année. Sous François Ier, en vertu d'un édit de 1536, l'ivrogne incorrigible, après avoir été battu de verges en prison, et fustigé publiquement, était puni « d'amputation d'oreille, et d'infamie et bannissement « de sa personne. » — Loin de nous de conseiller l'emploi de tels moyens qui ne sont plus de nos mœurs, seulement on ne réprime pas assez l'ivresse, on l'excuse même, et, souvent une faute, une infraction aux ordonnances de police reste impunie.

Certains gouvernements d'aujourd'hui, ont édité des lois très sévères concernant l'ivrognerie. Le duché de Bade entre autres, a été l'un des premiers à s'efforcer de détruire le mal dans sa racine. Il n'a permis l'ouverture de cafés, débits et autres, qu'en très petit nombre. En outre tout individu rencontré ivre sur la voie publique est ramassé par la police et passe en jugement ; il y a amende pour la première fois, prison pour la récidive.

Dans d'autres gouvernements, où l'ivrognerie est encore plus prononcée que chez nous, aux Etats-Unis d'Amérique, en Angleterre, des sociétés dites de tempérance se sont constituées, dans le but utile d'extirper cette lèpre. Réussiront-elles? L'avenir seul le sait. Cependant, d'après le compte-rendu de ces sociétés, il y aurait une amélioration sensible.

En France, des ordonnances de police peu sévères interdisent seulement aux débitants de boissons de donner à boire aux gens ivres et de recevoir chez eux les enfants au-dessous de l'âge de dix-sept ans non accompagnés de leurs parents. Ces ordonnances sont sans cesse éludées, et il sera bien difficile, surtout dans les centres de population éloignés de toute autorité directe, de les faire respecter.

Il est reconnu que l'ivrognerie a pour conséquence inévitable de prédisposer aux maladies et souvent de rendre tout remède infructueux. Autant l'usage des spiritueux est favorable pour des individus obligés du matin au soir de vaquer à de rudes travaux, autant l'abus en est nuisible. L'acool n'est-il pas souvent la cause fréquente d'affections morbides de l'estomac, de troubles intellectuels ou moraux, de monomanie, de démence, d'idiotie, de lésions des fonctions de la locomotion, de délirium tremens ?

Maladies régnantes dans la localité.

Les habitants de Montdidier ne sont sujets à aucune maladie endémique : les fièvres intermittentes y sont rares; cependant il n'est pas extraordinaire d'en observer parfois, surtout chez les personnes adonnées à des travaux dans les marais et dans les endroits humides. Les épidémies apparaissent rarement : le choléra qui a sévi avec beaucoup d'intensité dans les villages voisins de Montdidier en 1832, 1849 et 1852, n'a pas paru dans la localité ; aucun cas sérieux n'a été observé.

Les maladies éruptives se montrent assez souvent. Il y a deux ans la rougeole, la scarlatine et la variole ont sévi avec assez de force, principalement sur les jeunes enfants. Quelques personnes adultes ont été atteintes d'une variole peu grave. On constata sept décès seulement sur une trentaine de cas ; les sept personnes décédées, l'une de 30 ans, l'autre de 29 ans et les cinq autres de 8 ans, n'avaient pas été vaccinées.

Quant aux maladies sporadiques, elles tiennent toutes à la constitution médicale régnante, à la nature du tempérament et à une foule de circonstances que les hommes ne peuvent éviter. Ainsi le vent du nord-ouest, qui souffle très souvent et avec violence, détermine des catarrhes, des bronchites, des pneumonies qui se terminent souvent par la phthysie. En effet un assez grand nombre de cas de phthysie pulmonaire qui se présentent chaque année à notre pratique, proviennent souvent de pneumonies négligées, ou traitées à une époque de la maladie où l'art est impuissant. A ce sujet, nous déplorons la négligence coupable des personnes de la campagne, et même de celles de la ville qui ne réclament pas immédiatement les

secours de la médecine. Elles croient à une maladie bénigne,
à un rhume qui se terminera promptement par l'emploi d'un
bon régime et du vin chaud, et appellent le médecin quand la
maladie a fait trop de progrès pour être combattue efficacement. Nous avons eu cette année, dans notre pratique, deux
cas de phthysie pulmonaire qui ne reconnaissaient pour cause
première qu'une pneumonie négligée.

Dans la saison froide et humide, il n'est pas rare de rencontrer des rhumatismes, des engorgements, des œdèmes
dûs plutôt à l'influence de la profession qu'à l'état constitutionnel de l'individu. Nous pouvons souvent observer chez
les jardiniers et chez les autres ouvriers qui travaillent continuellement l'humidité et dans l'eau, de ces œdèmes généraux
qui cèdent promptement à un traitement de quelques jours.

Les affections scorbutiques sont rares, cependant on les
observe assez souvent chez les individus usés par la débauche
et la misère.

La goutte et le rhumatisme sont assez communs chez les
personnes qui fatiguent aussi bien que chez celles qui ne
fatiguent pas.

Les scrofules sont assez fréquentes chez les enfants de la
classe indigente, qui habite généralement des endroits malsains.

Parmi les maladies qui régnent le plus communément et
qui ont pris depuis quelques années élection de domicile
dans la localité, nous devons citer en première ligne la
fièvre typhoïde. Les chiffres que je donnerai à la fin de ce
travail prouveront que chaque année, cette maladie fait
de grands ravages, eu égard à la population. Les affections
du tube digestif ou de ses annexes sont très fréquentes dans
le pays : le cancer de l'estomac, les rétrécissements du
pylore, les affections organiques ou tumeurs, les dégénérescences cancéreuses des intestins fournissent chaque année
un chiffre élevé dans la mortalité de la population. Ces affec-

tions se rencontrent indistinctement parmi toutes les classes de la société. Quelle en est la cause? Il serait excessivement difficile de la trouver. L'hérédité y est pour beaucoup toutefois.

Dans l'énumération de ces diverses maladies, nous ne devons pas oublier la syphilis. Le libertinage étant très répandu dans la localité aussi bien que dans les forts villages des environs, la syphilis doit se progager avec d'autant plus de facilité qu'il existe un grand nombre de filles abaudonnées à elles-mêmes dans leur jeune âge et perdues dans les ateliers. Toutes les affections vénériennes restent le plus souvent sans traitement : telle personne atteinte de blennorrhagie, qui aurait pu guérir en peu de jours, porte sa maladie des mois entiers, avant de consulter le médecin. A Paris et dans les grandes villes, les vénériens des deux sexes ont recours à des établissements spéciaux, et obtiennent les soins qui leur sont nécessaires. Dans les petites villes où il y a généralement un hôpital, une sorte de réprobation poursuit ceux qui sont atteints de la maladie vénérienne ; les corporations religieuses qui desservent les hôpitaux, éprouvent de l'horreur pour ce mal ; on craint que la présence de malades vénériens ne vienne porter atteinte à la moralité des autres. Dans ces petites villes, on ne fait rien pour empêcher la propagation du virus vénérien. Les filles, comme les jeunes gens, souvent honteux de se présenter à la visite d'un médecin, se traitent eux-mêmes, ou ont recours à ces soi-disant guérisseurs de vérole qui aggravent leur mal ; mais, le plus souvent, ils restent sans traitement. Au commencement de ce chapitre, j'ai dit que l'on rencontrait beaucoup de phthysies pulmonaires et beaucoup de scrofules. La cause de ces maladies se trouve dans le libertinage qui, depuis quelques années s'est propagé des grandes villes dans les petites et de celles-ci dans nos campagnes. Du reste, ce libertinage, qu'il soit clandestin ou non, n'en produit pas moins de terribles effets ; il ne se borne pas à corrompre les sources de la procréation ; il frappe de mortalité beaucoup d'enfants, et fournit des sujets étiolés qui deviendront plus tard un surcroit de dépense publique.

Les maladies particulières aux femmes sont assez communes dans la localité. Celles que l'on observe le plus souvent sont: le cancer utérin, les ulcérations du col, les metrorhagies. — Ces maladies sont beaucoup plus fréquentes dans la classe aisée que dans la classe pauvre.

Les diverses professions ne fournissent pas un contingent de malades plus grand les unes que les autres ; cependant on peut remarquer que les professions à l'air libre et les professions humides occasionnent un assez grand nombre d'affections aiguës des voies respiratoires et du tube digestif.

Dans les tableaux qui vont suivre nous indiquerons le mouvement de la population pendant les deux dernières années et le premier trimestre de 1857, ainsi que le chiffre de la mortalité survenue tant en ville que dans les deux établissements hospitaliers.

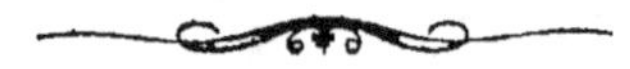

ANNÉE 1855.

VILLE DE MONTDIDIER.

MOUVEMENT DE LA POPULATION EN 1855.

NAISSANCES.		DÉCÈS.	
Filles	50	Hommes	56
Garçons	46	Garçons de 1 à 10 ans. .	12
		Femmes	84
	96	Filles de 1 à 10 ans . . .	5
			157

2e TABLEAU.

HOPITAL-GÉNÉRAL. — *Mouvement de sa population.*

VIEILLARDS et enfants des deux sexes au 1er janvier 1855.		MORTALITÉ.			
Hommes	40	1er trimestre.	Hommes . .	1	
Femmes	40		Femmes . .	8	15
Enfants du sexe { masculin .	40	2e trimestre.	Hommes . .	3	
féminin .	40		Femmes .	3	
Total	160	3e trimestre.	Hommes . .	»	
			Femmes . .	1	5
		4e trimestre.	Hommes . .	1	
			Femmes . .	3	
				20	

3e TABLEAU.

HOTEL-DIEU.

MALADES entrés par billet à l'Hôtel-Dieu en 1855.					MORTS dans les salles DE L'HÔTEL-DIEU.			
Hommes		150			Hommes	13		
Femmes		92			Femmes	11		
PAR TRIMESTRE.					PAR TRIMESTRE.			
1er trim.	Hommes	48	117	242		5	15	24
	Femmes	30				6		
2e trim.	Hommes	25				3		
	Femmes	14				1		
3e trim.	Hommes	41	125			3	9	
	Femmes	25				2		
4e trim.	Hommes	35				2		
	Femmes	24				2		
			242				24	

Un mort pour dix malades.

VILLE DE MONTDIDIER.

ANNÉE 1856.

MOUVEMENT DE SA POPULATION.

NAISSANCES.		DÉCÈS.	
Garçons	60	Hommes	29
Filles	42	Garçons de 1 à 10 ans	22
	102	Femmes	27
		Filles de 1 à 10 ans	8
			86

HOPITAL-GÉNÉRAL.

MOUVEMENT DE SA POPULATION EN 1856.

VIEILLARDS et enfants des deux sexes au 1er janvier.	MORTALITÉ.
Hommes . . . . . 40 Femmes . . . . . 40 Garçons . . . . . 40 Filles. . . . . . . 40 ——— 160	1er trimestre. { Hommes. . 1 Femmes . . 2 } 5 2e trimestre. { Hommes. . 1 Femmes. . 1 } 3e trimestre. { Hommes. . » Femmes. . » } 1 4e trimestre. { Hommes. . » Femmes. . » ——— 6

HOTEL-DIEU.

MALADES entrés par billet à l'Hôtel – Dieu en 1856.	MORTS dans les salles de l'Hôtel-Dieu en 1856.
Hommes . . . . 136 Femmes . . . . 60 ——— 196	Hommes. . . . . 10 Femmes . . . . . 4 ——— 14
PAR TRIMESTRE.	PAR TRIMESTRE.
1er trim. { Hommes . . 47 Femmes . . 20 } 101 2e trim. { Hommes . . 26 Femmes . . 8 } 3e trim. { Hommes . . 34 Femmes . . 13 } 95 4e trim. { Hommes . . 28 Femmes . . 20 } 196 Total . . . 196	MORTALITÉ. { ...... 3 ...... 2 } 8 ...... 1 ...... 2 } ...... 3 ...... » } 6 ...... 3 ...... » } 14 — Un mort pour 14 malades.

ANNÉE 1857.

PREMIER TRIMESTRE.

VILLE DE MONTDIDIER.

MOUVEMENT DE SA POPULATION.

NAISSANCES.		DÉCÈS.	
Garçons	12	Hommes	10
Filles	15	Garçons de 1 à 10 ans .	9
		Femmes	12
	37	Filles de 1 à 10 ans . . .	4
			35

HOPITAL-GÉNÉRAL.

MOUVEMENT DE SA POPULATION PENDANT LE 1er TRIMESTRE.

VIEILLARDS et enfants des deux sexes au 1er janvier.		MORTALITÉ.		
Hommes	40	1er trim.	Hommes . . 3	5
Femmes	40		Femmes . . 2	
Garçons	40			
Filles	40		Total 5	

HOTEL-DIEU.

MALADES entrés par billet dans le premier trimestre 1857.	MORTS dans les salles de l'Hôtel-Dieu pendant le 1er trimestre 1857.
Hommes. 30	Hommes 4
Femmes. 21	Femmes 4
51	8
1er TRIMESTRE.	1er TRIMESTRE.
Hommes . . . . . .30 ⎱ 51 Femmes . . . . . .21 ⎰	. . . . 4 ⎱ 8 . . . . 4 ⎰

En jetant les yeux sur les tableaux qui précèdent, on voit que pendant le premier semestre de 1855, le nombre de décès survenus dans les deux établissements hospitaliers est supérieur de plus de moitié à celui du second. 1856 nous donne un chiffre moins important.

En 1855, la population de la ville, ainsi que celle des hospices, a fourni un nombre de décès assez élevé. En ville, il y a eu 113 décès, à l'hospice 20, et à l'Hôtel-Dieu 24, ce qui donne un total de 157. La différence des décès avec les naissances, qui atteignaient le chiffre de 96, se trouve être au moins de 61, soit un décès pour 25 habitants, la population de la ville évaluée 4,000 âmes.

Pendant l'année 1855, la mortalité a surtout atteint les vieillards.

En 1856, la mortalité a été en décroissance. Elle ne s'est élevée qu'au chiffre de 86, soit un décès par 50 habitants. Les enfants en bas-âge ont surtout été frappés de coqueluche compliquée de fièvres éruptives qui enlevaient les petits malades en fort peu de temps. Sur 102 naissances, il y a eu 30 décès, soit un décès pour 3,56 naissances.

Parmi les 243 individus morts dans l'espace de ces deux dernières années, 179 appartiennent à la population de la ville et 64 à la population de l'Hôtel-Dieu et de l'hôpital.

Dans cette période de deux années, il est mort, toute proportion gardée, un plus grand nombre de vieillards et d'enfants que d'adultes, plus de femmes que d'hommes en 1855, plus d'hommes que de femmes en 1856. Il faut noter que les femmes sont en majorité, et que l'on en voit un bien plus grand nombre atteindre un âge plus avancé que les hommes ; du reste, les habitudes, le genre de vie ne permettent guères d'établir de comparaison.

Durant l'année 1855, les vieillards ont été plus maltraités qu'en 1856. Cela tient aux brouillards qui ont régné cette année avec plus d'intensité, au froid de l'hiver qui a été plus rude que d'ordinaire. Pendant les mois de novembre, décembre et janvier, les brouillards et le froid humide qui sont intenses, agissent directement sur des organes tout disposés à se troubler dans leurs fonctions.

A la fin de l'hiver, au commencement du printemps, les perturbations atmosphériques nous amènent un grand nombre d'affections catarrhales. Pendant l'été, les chaleurs sont souvent assez fortes, même à la fin du jour ; les ouvriers, surtout ceux adonnés aux travaux des champs, croient devoir se couvrir légèrement, et bientôt ils rentrent dans leurs logements, souvent très-humides ; ils boivent de l'eau fraîche, le corps étant en sueur ; ils contractent alors des pneumonies, des diarrhées cholériformes, des dyssenteries.

Les variations brusques de température, que l'on remarque dans la localité, et que nous croyons dus aux accidents de terrains des environs ainsi qu'aux fréquents orages, sont des causes de maladie sans cesse imminentes, et l'on ne saurait les éviter avec trop de soin.

Dans les tableaux qui vont suivre, nous verrons quelles sont les maladies qui ont fourni le plus de décès tant en ville qu'à l'Hôpital-Général et à l'Hôtel-Dieu.

Dans le tableau comprenant les maladies observées à l'Hôtel-Lieu, nous donnerons un chiffre exact, tandis que pour celui concernant les maladies observées en ville, nous ne pouvons que les donner approximativement, dans l'impossibilité de connaître la véritable maladie des personnes qui ont snccombées et qui n'étaient pas de notre clientèle.

TABLEAU *des maladies qui ont fourni le plus de décès dans les salles de l'Hospice et de l'Hôtel-Dieu.*

| | HOTEL-DIEU. | | | HOPITAL. | | |
NAISSANCES.	1855	1856	1857	1855	1856	1857
Congestion cérébrale . . .	2	1	»	4	2	»
Paralysie	»	1	»	2	»	»
Fracture du sphénoïde et de l'ethmoïde	1	»	»	»	»	»
Pleuropneumonie.	2	1	»	4	»	»
Asthme suffoquant	»	»	»	1	»	»
Bronchite capillaire. . . .	1	»	»	1	»	»
Catarrhe pulmonaire . . .	».	»	»	3	»	»
Phythsie pulmonaire . . .	2	1	2	»	»	»
Hypertrophie du cœur. . .	3	1	»	»	»	»
Hydropisie ascite	1	1	»	1	2	»
Fièvre typhoïde	5	5	1	»	»	»
Dyssenterie	»	»	»	2	»	»
Cancer de l'estomac. . . .	»	1	»	»	»	»
Tumeur squirrheuse du pancréas	1	»	»	1	»	»
Tumeur organique de la région ileo-cœcale . .	2	»	1	»	»	»
Péritonite	»	1	1	»	»	»
Cancer du rectum	1	»	»	»	»	»
Cancer du vagin	»	»	»	»	»	»
Diabetes.	»	»	»	1	»	»
Gangrène senile	1	»	»	»	»	»
Démence senile	1	»	»	2	»	»

TABLEAU

*des maladies qui ont occasionné des décès en ville pendant
les années 1855, 1856 et le 1er trimestre 1857.*

MALADIES.	1855		1856		1857 1er trim.	
	H.	F.	H.	F.	H.	F.
Apoplexie cérébrale.	7	1	3	3	1	»
Méningite	4	3	»	»	2	»
Eclampsie	»	2	1	2	»	»
Ramollissement cérébral.	1	1	»	»	»	»
Encéphalite	»	1	»	»	»	»
Variole	3	4	»	»	»	»
Rougeole.	1	1	»	»	»	»
Scarlatine	1	»	»	»	»	»
Hypertrophie du cœur	»	»	2	»	1	»
Péricardite	1	2	»	»	»	»
Angine	»	»	3	1	»	»
Pneumonie.	1	»	1	2	1	1
Emphysème pulmonaire et trauma-tique	»	»	1	»	»	»
Phthysie pulmonaire.	»	4	3	1	»	1
Fièvre typhoïde	4	6	4	2	»	»
Entérite	4	3	5	»	3	»
Péritonite	1	1	»	»	»	»
Dyssenterie.	1	3	1	»	»	»
Diarrhée	4	4	8	1	3	»
Cancer de l'estomac	»	»	5	3	1	2
Tumeur organique des intestins . . .	»	3	»	1	»	»
Hydropisie	1	1	1	»	»	»
Tumeur blanche du genou. Amputa-tion	1	»	»	»	»	»
Erysipèle de la face	1	»	»	»	»	»
Tétanos par suite de fracture. . . .	1	»	»	»	»	»
Vieillesse	2	9	3	2	1	2
Asphyxie par le charbon	»	1	»	»	»	»
Accident. Chute.	1	»	»	»	»	»
Fracture des os du crâne	»	»	1	»	»	»
Hémorrhagie utérine.	»	»	»	1	»	»
Suicide	»	»	1	»	»	»
Démence.	»	»	»	1	»	»
Maladies inconnues chez des enfants.	»	11	1	»	»	»
Morts-nés	8	»	8	»	2	»
Total	48	61	52	20	15	6

Si je résume les causes principales qui ont déterminé la mortalité de Montdidier, je citerai les transitions, les vicissitudes de l'atmosphère, l'intensité du froid et de la chaleur à certaines périodes de l'année, les aliments, les vêtements souvent insuffisants ou vicieux, les logements malsains, les fatigues, les privations, la misère, les excès en tous genres, l'usage immodéré des boissons alcooliques, l'usage de mauvais cidre. Les fréquentes altérations du tube digestif ne reconnaissent souvent pour cause que l'usage des boissons alcooliques et du cidre. Cette boisson, en effet, renferme en elle des principes acides très-énergiques, tels que l'acide acétique, l'acide malique, etc.

D'après toutes les observations que j'ai pu faire, je puis dire que la salubrité de Montdidier va toujours en croissant, et que, lorsque les habitants, éclairés par les conseils d'une sage administration, se seront fait un devoir de suivre entièrement les règles de l'hygiène, quand ils se seront mis en harmonie avec les lois de la nature, quand les ordonnances de police seront entièrement respectées, Montdidier sera un des centres les plus sains du département.

En terminant ce travail, nous faisons des vœux pour que l'administration, dans l'intérêt des masses, prenne en grande considération les logements d'ouvriers ; qu'elle veille avec sollicitude sur tout ce qui se rapporte à l'hygiène et à la salubrité : 1° par l'exécution des travaux rendus nécessaires pour l'assainissement des habitations et des rues ; 2° par un contrôle sévère sur les objets qui servent à l'alimentation. De grands abus règnent en ville, une véritable sophistication existe sur certaines denrées, le lait, par exemple, malgré les poursuites dirigées contre certaines laitières, malgré diverses condamnations prononcées contre elles.

Nous voudrions que le service médical des pauvres fut organisé régulièrement et répondît aux besoins de la population. Un grand nombre de malheureux, qui ne peuvent, pour diffé-

rentes causes, se rendre à l'Hôtel-Dieu, lorsqu'ils tombent malades, restent souvent sans secours. Cela se comprend aisément, puisqu'aucun médecin n'est attaché au bureau de charité. Pour remédier à ce fâcheux état de choses, il serait utile,
nécessaire même, qu'un médecin fut directement attaché à
cet établissement, et que l'administration créât un dispensaire
où deux ou trois fois par semaine, et à des heures fixes, le
médecin donnerait des consultations gratuites. Ce serait d'un
immense avantage pour les malheureux qui, souvent, manquent des secours les plus urgents, et pour l'administration
elle-même, qui ignore bien des misères.

Outre ces consultations, le médecin irait à domicile voir tous
les pauvres qui réclameraient son ministère, et selon le degré
et la gravité de leur maladie, les enverrait à l'Hôtel-Dieu, si
des circonstances les empêchaient d'être traités chez eux.

Des bains devraient être affectés à l'assistance publique. En
effet, la malpropreté des classes pauvres et laborieuses est un
fait reconnu. Cette malpropreté est souvent, il faut l'avouer,
due à la misère : qu'on soulage cette misère par des moyens
appropriés, et on réussira à amoindrir la gravité de certaines
maladies. La malpropreté n'est pas la moindre des causes qui
concourent à la viciation du sang, à la détérioration de la
constitution, à la fréquence et à la gravité des maladies. L'hôpital, le bureau de charité devraient mettre toute l'année, et
surtout en hiver, à la disposition de la population nécessiteuse, un certain nombre de baignoires. Cet usage serait très-
nécessaire à la santé des ouvriers qui, exécutant des travaux
pénibles, transpirent davantage et changent peu souvent de
linge.

Les maladies spéciales n'étant pas traitées à l'Hôtel-Dieu,
les femmes en couches n'étant pas admises dans ses salles, il
serait urgent de réparer cette lacune. Nous faisons des vœux
ardents pour que les malades spéciaux, ainsi que les femmes
en couches, puissent trouver les secours que leur état réclame,
en même temps qu'un asile convenable. L'administration

supérieure, dans sa sagesse et dans sa sollicitude pour les intérêts des malheureux, devrait s'employer auprès des administrations locales des hospices pour arriver à un résultat satisfaisant. La santé publique y gagnerait, en même temps que la moralité.

RÉSUMÉ.

1° Assainissement de certaines habitations, notamment dans la rue des Tanneries ;

2° Remaniement du pavé dans les rues de Roye, du Marché-au-Blé et Saint-Pierre ;

3° Changement de certaines chaussées fendues en chaussées bombées, particulièrement dans les rues d'Amiens et de la Croix-Bleue, qui sont très-passagères ;

4° Etablissement de ruisseaux pavés dans quelques-uns des faubourgs et surtout dans la rue des Tanneries ;

5° Constructions d'urinoirs et de latrines publics ;

6° Construction forcée de latrines dans les habitations qui en sont dépourvues ;

7° Observation des réglements de police concernant les eaux ménagères ;

8° Distribution d'eaux de fontaine au moyen d'une machine à vapeur de la force de 4 à 5 chevaux ;

9° Ouverture de salles de bains pour la classe indigente ;

10° Ouverture ou tout au moins établissement de quelques lits dans les salles de l'Hôtel-Dieu pour les femmes en couches;

11° Traitement des maladies syphilitiques et psoriques à l'Hôtel-Dieu ;

12° Organisation du service médical des pauvres.

FIN.

Amiens. — Imp. de Lenoel-Herouart, rue des Rabuissons, 10.

SOCIÉTÉ MÉDICALE D'AMIENS.

TOPOGRAPHIE MÉDICALE

DU

DÉPARTEMENT DE LA SOMME.

ABBEVILLE, GAMACHES, MONTDIDIER.

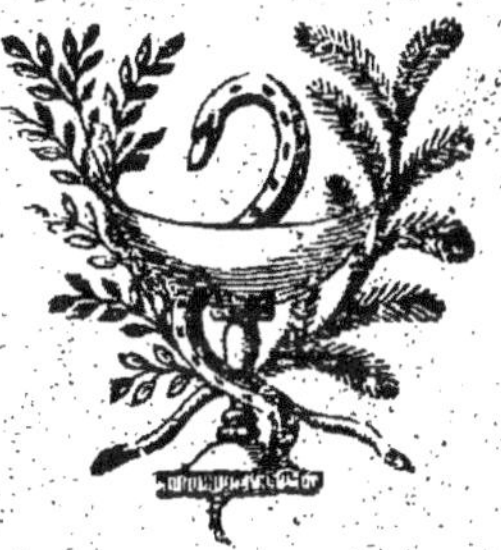

AMIENS,

IMPRIMERIE DE LENOEL-HEROUART,

RUE DES RABUISSONS, 10.

1857.

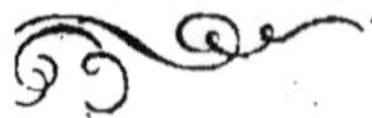

AMIENS. IMP. DE LENOEL-HEROUART.